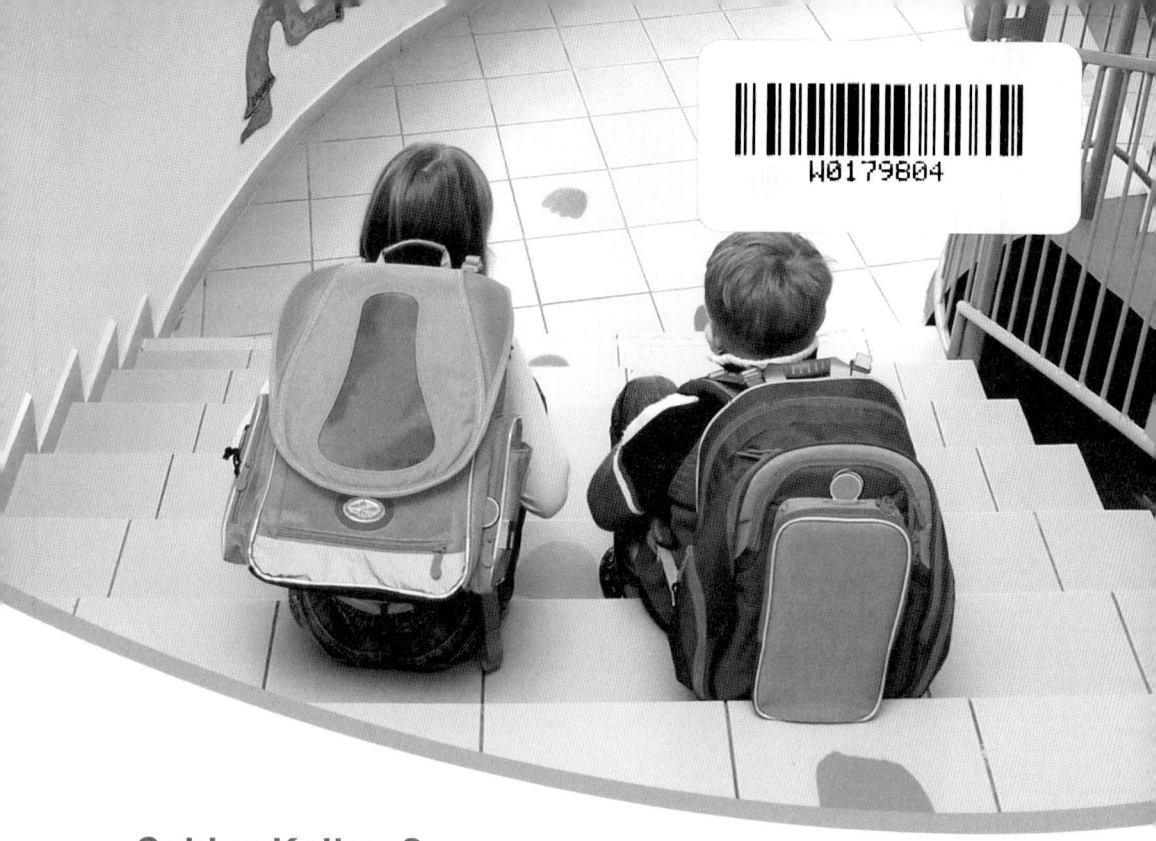

Sabine Kollmuß

RückenFit
für Grundschulkids

**Bewegungs- und Haltungsförderung
für den Schulalltag**

🔲 Verlag an der Ruhr

Impressum

Titel
RückenFit für Grundschulkids
Bewegungs- und Haltungsförderung für den Schulalltag

Autorin
Sabine Kollmuß

Titelbildmotiv
© loutocky/fotolia.com

Fotos:
Christian Woitusch

Illustrationen
Eva Lotta Stein

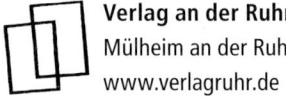

Verlag an der Ruhr
Mülheim an der Ruhr
www.verlagruhr.de

Geeignet für Kinder von 6 –10 Jahren

Unser Beitrag zum Umweltschutz
Wir sind seit 2008 ein ÖKOPROFIT®-Betrieb und setzen uns damit aktiv für den Umweltschutz ein.
Das ÖKOPROFIT®-Projekt unterstützt Betriebe dabei, die Umwelt durch nachhaltiges Wirtschaften
zu entlasten. Unsere Produkte sind grundsätzlich auf chlorfrei gebleichtes und nach Umweltschutz-
standards zertifiziertes Papier gedruckt.

© Verlag an der Ruhr 2011
ISBN 978-3-8346-0789-8

Printed in Germany

Inhaltsverzeichnis

1 Wissenswertes zur Bewegungs- und Haltungsentwicklung

2 Eine Sachgeschichte zum Thema

3 Interaktiv und „sinnes-reich" die Wirbelsäule entdecken

4 Minipausen fürs Klassenzimmer

®

Anmerkung:
Bandschi® ist als Wort und Bild eine
eingetragene Marke. Die Rechte daran
liegen bei der Autorin, Sabine Kollmuß.
Der Begriff wird aus Gründen des Leseflusses
nur in den Überschriften und nicht im Text
explizit mit dem ®-Zeichen ausgewiesen.

Inhaltsverzeichnis

Vorwort

Seit 1995 beschäftige ich mich als Physiotherapeutin intensiv mit der Gesundheitsförderung von Grundschulkindern. Hierzu entwickelte ich ein **Konzept zur Bewegungs- und Haltungsförderung** „Rückenschule für Kinder – ein Kinderspiel" mit den Bandschis – personifizierte Bandscheiben, die Kinder zu Experten über Körper und Gesundheit machen. Dieses Buch ist an Physiotherapeuten gerichtet und unterstützt Gesundheitsförderprojekte in verschiedenen Formen. In zwei Auflagen wurden bereits mehr als 20 000 Exemplare verkauft.

Neben speziellen Kursen für Kinder liegt der Schwerpunkt meiner Arbeit darin, das Thema Bewegungs- und Haltungsförderung in den Schulalltag einzubringen. Dabei werden neben den Kindern Lehrer und Eltern mit einbezogen.
Die Schule als sozialer Ort bietet ideale Voraussetzungen für die Gesundheitsförderung der Kinder. Hier kann systematisch unter Einbeziehung des sozialen Umfelds, d.h. der Lehrer/ pädagogischen Mitarbeiter, der Eltern/Familie, der Schule (organisatorische und materielle Strukturen) und des häuslichen Umfelds, am gemeinsamen Ziel der Gesundheitserhaltung der Kinder und aller Beteiligten gearbeitet werden.

Diese Form der Gesundheitsförderung wird Setting-Ansatz genannt und von den Gesetzlichen Krankenkassen gefördert (§ 20 des SGB V). Unter aktiver Beteiligung aller Akteure werden Wege zur Gesunderhaltung und Gesundheitsrisiken ermittelt, Ziele formuliert und u.a. der natürliche Bewegungsdrang und die Neugier der Kinder genutzt, um Veränderungen im Alltag anzuregen und den Prozess der Gesundheitsförderung voranzutreiben.

Mit dieser Form der Information werden viele Kinder und ihre Familien erreicht. Auch sozial benachteiligte Kinder und ihre Familien werden angesprochen, die weniger häufig aus eigener Initiative von gesundheitsfördernden Angeboten Gebrauch machen.

Das hier vorliegende Buch **„RückenFit für Grundschulkids"** zeigt Ihnen als Grundschullehrer*, wie Sie in Ihrem Arbeitsumfeld mit den Kindern nachhaltig Kompetenzen zur Gesunderhaltung aufbauen. Es unterstützt Sie damit in Ihrem Bildungsauftrag. Das Buch ist als eigenständiges Werk einsetzbar.

„RückenFit für Grundschulkids" basiert auf dem modernen Konzept zur Gesundheitsförderung „Rückenschule für Kinder – ein Kinderspiel". Auf originelle Weise unterstützt Sie die Identifikationsfigur **„Bartholomäus"** aus der Familie der Bandschis bei der Vermittlung der Inhalte.

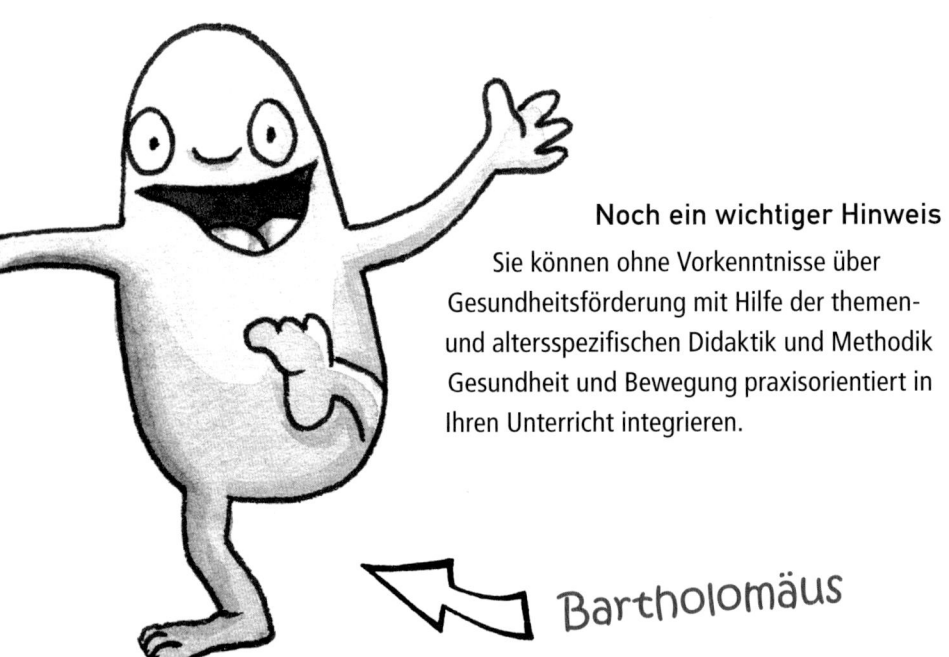

Noch ein wichtiger Hinweis

Sie können ohne Vorkenntnisse über Gesundheitsförderung mit Hilfe der themen- und altersspezifischen Didaktik und Methodik Gesundheit und Bewegung praxisorientiert in Ihren Unterricht integrieren.

Bartholomäus

* Aus Gründen der besseren Lesbarkeit haben wir in diesem Buch durchgehend die männliche Form verwendet. Natürlich sind damit auch immer Frauen und Mädchen gemeint, also Lehrerinnen, Schülerinnen etc.

Danksagung

Mein Dank geht an die vielen Grundschullehrer die mir bei meinen zahlreichen Projekten an Schulen durch konstruktive Vorschläge und gute Zusammenarbeit halfen, einen noch besseren Einblick in ihren Unterrichts- und Arbeitsalltag zu bekommen.

Vor allem danke ich den vielen Kindern aus den Projekten und meinen drei Kindern mit ihrem unerschöpflichem Erfindungsreichtum beim Spielen und Bewegen. Durch ihre natürliche Kreativität und Spontanität wurde mein Repertoire an kinderleichten Übungsideen und Vermittlungsmöglichkeiten immer wieder erweitert.

Ganz besonders möchte ich mich bei **Karolin Kotz** als erfahrene Grundschullehrerin bedanken. Sie stand mir tatkräftig und ausdauernd bei der Verknüpfung meines Konzeptes mit dem Lehrplan beratend zur Seite.

Ein herzliches Dankeschön geht an

... die Fotomodelle **Achilleas**, **Julian**, **Karolin** und **Luca**, die bei den Foto-Terminen ihre kindliche Natürlichkeit, Witz und viel Geduld mitbrachten. Profi-Modelle hätten es nicht besser gemacht!

... den Fotografen **Christian Woitusch** für seine Spontaneität und die aussagekräftigen und originellen Fotos.

... die Illustratorin **Eva Lotta Stein**, die mit großem Einfühlvermögen und Liebe zum Detail meine zahlreichen Geschichten von Bartholomäus Bandschi und alle anderen Darstellungen fantasievoll und gekonnt zu Papier brachte.

... das Redaktions- und Lektoratsbüro **Unger-Kunz** (www.unger-kunz.de) für die professionelle konzeptionelle Beratung und Vermittlung.

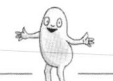

Zu diesem Buch

Viele von Ihnen haben schon die Erfahrung gemacht, dass körperliche Bewegung, ob in Form eines ausgedehnten Spaziergangs, bei einem spannenden Sportspiel mit Kindern und Erwachsenen oder beim Auspowern in ihrer Lieblingssportart, dafür sorgt, dass Sie sich zufrieden und gut fühlen.

„Bewegung stellt ein Grundprinzip menschlichen Lebens dar; sie gilt als ein elementares Bedürfnis des Menschen. Kinder zeigen deutlich ihren Bewegungshunger, ihre ungebremste Bewegungsfreude im Alltag wie auch im Spiel; sie lassen aber auch Bewegungsunruhe – Zappeligkeit, Nervosität und Unzufriedenheit – erkennen, wenn sie ihrem Bewegungsdrang nicht nachgeben dürfen oder können."
– Dordel 2000, S. 209

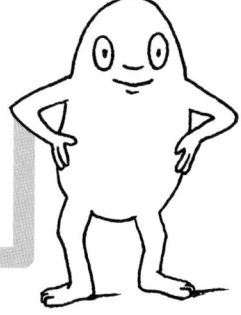

Die Bewegungsarmut der Kinder unserer Zeit und die damit verbundenen motorischen Defizite und gesundheitliche Risiken haben intensive Diskussionen ausgelöst. Die Freizeitgestaltung der Kinder und vieler Familien hat sich von der Natur als Erlebnis- und Spielraum zu einem großen Maß abgewendet. Neben Schule und Lernen verbringen Kinder auch die Freizeit oftmals sitzend in einem Wohnraum.
Eine Fülle von elektronischen Medien erobern als bequeme Spielpartner die Kinderzimmer. Statt draußen mit Altersgenossen auf vielseitige Weise frei und selbstbestimmt zu spielen, wählen viele Kinder die bequeme und oft einsame Unterhaltung per Mausklick.

Die große Konkurrenz und Unsicherheit am Arbeitsmarkt führen zu einem massiven Leistungsdruck auf die Kinder, eine möglichst gute und hohe Schulausbildung zu absolvieren. Gute Noten sind mehr denn je gefragt. Die Tendenz, Bildung hauptsächlich über kognitive Förderung und intellek-

tuelle Leistungen zu definieren, wird durch immer wieder-
kehrende Vergleichstests wie Pisa und andere Testreihen
verstärkt.

Trotzdem steht dem viel beschriebenen Bewegungsmangel
von Kindern ein nach wie vor hoher Stellenwert von Sport
in der Gesellschaft gegenüber. Die Bedeutung von Sport vor
allem bei Erwachsenen zeigt sich deutlich an einer steigenden
Zahl an Mitgliedern in Sportvereinen (vgl. Opper, 2005) und
an steigenden Mitgliedszahlen in Fitness-Studios und Lauf-
treffs. Die Fitness-Welle und der Gesundheitsboom haben
die Erwachsenen erreicht. Ein Großteil der Kinder gelangt
jedoch in den Strudel der Inaktivität und Bewegungsunlust
in ihrem Alltag.

Verschiedene Studien (z.B. Oltersdorf, 2002) zeigen, dass bei
Kindern und Jugendlichen die Verteilung von Bewegung und
passiven Zeitabschnitten mit Sitzen,
Stehen und Liegen in einem gewaltigen
Missverhältnis stehen. An einem Tag
füllen das Sitzen und Liegen durch-
schnittlich neun Stunden aus, das
Stehen fünf Stunden. Bewegung findet
jedoch nur eine Stunde, Sport oder
intensives Bewegen nur ca. 30 Minuten
statt. Den relativ geringen Anteil an
Bewegung im Alltag bewerten viele
Experten als kritisch. Es wird davon
ausgegangen, dass selbst ein starkes
Engagement im Sportverein oder in
Life-Time-Sportarten diesen Mangel an
Bewegung und Bewegungserfahrung
nicht oder nur zum Teil kompensieren
können (vgl. Opper, 2005).

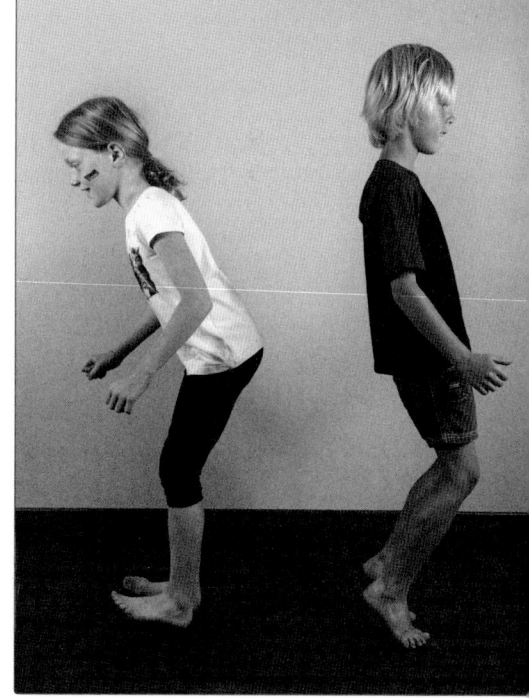

Kinder, die über ihren eigenen Gesundheitszustand schlecht urteilen, bewegen sich in aller Regel auch wenig. Sie sind häufiger inaktiv (vgl. Rütten 2001, S. 77).

Sportlich aktive Personen haben mehr enge Freunde und Bekannte. Personen, die sich selbst als gesund bezeichnen, weisen eine höhere Lebenszufriedenheit auf und zeigen eine größere Sportbeteiligung als Personen, die einen eher schlechten Gesundheitszustand aufweisen. Sie sind weniger mit ihrem Körper zufrieden und haben ein geringeres Selbstwertgefühl (vgl. Becker, 2006).

Die Welt ist im Umbruch. Soziale und familiäre Faktoren, veränderte Erziehungseinstellungen und Umweltfaktoren tragen dazu bei, dass sich die Lebens-, Bewegungs-, und Erfahrungswelten der Kinder verändert haben. Die Entwicklungsbedingungen und Gesetzmäßigkeiten, wie sich Kinder zu einem glücklichen, zufriedenen und leistungsfähigen Menschen entwickeln können, sind unverändert geblieben: „Bewegung ist das Tor zur Welt!" Als ausgebildeter Pädagoge ist Ihnen bekannt, dass zu einer ganzheitlichen Entwicklung der Kinder Bewegung und Wahrnehmung eingesetzt werden müssen.

Vertreter der Entwicklungspsychologie, wie J. Piaget und J. S. Brunner weisen vielfach auf den Zusammenhang hin: Nur durch Bewegungs- und Sinneserfahrungen des Körpers und durch konkretes Handeln kann sich das Kind im sozialen, emotionalen, sensomotorischen, sprachlichen und geistigen Bereich entfalten. Die Experten betonen, dass ein sinnvolles Fördern von Kindern nicht nur im kognitiven Bereich stattfinden darf. Die „Verkopfung" des Lernens in der Schule soll durchgängig und konsequent durch eine sinnesreiche, bewegte Schul- und Lernwelt ergänzt werden.

Zu den Kapiteln

Das vorliegende Buch berücksichtigt die **Erkenntnisse der modernen Entwicklungspsychologie zur ganzheitlichen Förderung von Kindern**. Es orientiert sich an Lehrplaninhalten und gibt Ihnen konkrete Hilfestellungen, nachhaltig und ohne große Vorbereitung Haltungs- und Bewegungsförderung in den täglichen Unterricht einzuflechten:

Kapitel 2 **Basiskenntnisse** über den **Körper des Menschen** sowie **Aufbau und Funktion der Wirbelsäule** werden durch die Geschichte der Bandschis altersgerecht vermittelt. Die Kinder identifizieren sich mit den Bandschis, ihren Bandscheiben. Diese sind kleine Wesen, die sie beschützen und als ein Teil von ihnen entdecken. Ziel ist es, die Selbstverantwortung der Kinder im Umgang mit dem eigenen Körper zu stärken. Es wird Wissen aufgebaut, das sie lebenslang zum Erhalt ihrer Gesundheit einsetzen können.

Kapitel 3 Die Kinder spielen mit **Schwämmen und Holzklötzen**, die die Bandscheiben und Wirbel darstellen. So experimentieren sie mit der Wirbelsäule unter dem Einsatz ihrer Sinne. Mit diesen Materialien und weiteren Episoden der **Bandschi-Geschichte** haben die Kinder Gelegenheit, die theoretischen Kenntnisse vom Körper des Menschen handelnd nachzuvollziehen. Die gewonnenen Erkenntnisse über den Körper und die Wirbelsäule übertragen die Kinder auf ihr Leben in der Schule.

Kapitel 4-7

Alle Bewegungen und Übungen (Minipausen und Bewegungsexperimente, Entspannungs- und Wahrnehmungsübungen) werden in **Geschichten** bzw. **Bildern** verpackt. Lange Erklärungen werden dadurch überflüssig. Der Spaß, die Freude und das Erlebnis „Bewegung" stehen im Vordergrund. Jedes Kind setzt mit seinen eigenen motorischen Fähigkeiten die Geschichten in Bewegung um. Bewegung und Sport werden ohne jegliche Leistungsorientierung erfahren. Mit den Geschichten wird die Fantasie und Kreativität der Kinder angeregt, eigene Geschichten zu erfinden, zu spielen und das eigene Wirken wahrzunehmen.

Die **Minipausen** und **Bewegungsexperimente** können Sie ohne Geräte oder Hilfsmittel und mit der Alltagskleidung im Klassenzimmer durchführen. Da der Alltag bewegter gestaltet werden soll, müssen die Aktivitäten spontan entstehen. Durch den fantasievollen Umgang mit dem eigenen Körper kommt es zu einer großen Übungsvielfalt. Die Kinder erleben, dass Bewegung auch in kleinen Räumen möglich ist. Bewegung unterstützt das Lernen, macht Spaß und tut gut. Diese Aktivitäten sollen von den Kindern nicht als Sport wahrgenommen werden. Sie sollen Teil ihres Lebens werden.

Kapitel 8

Die **bewusste Gestaltung des Arbeitsplatzes der Kinder** und die regelmäßige **Reflexion der Körperhaltung** führen die Kinder zu einem verantwortungsvollen Umgang mit ihrem Körper und ihrer Gesundheit. Wie ein goldener Faden sollen sich Momente der Bewegung, Wahrnehmung, Entspannung in die geistige Arbeit der Kinder und den Unterrichtsalltag einflechten. Dadurch wird Ihre Arbeit für die Kinder noch wertvoller und Ihr Umgang mit den Kindern entspannter.

Kapitel **9** Die **Kopiervorlagen** bieten Ihnen ein bewährtes Medium mit geringer Vorbereitungszeit: Mit ihnen können Sie Lehrplaninhalte und Wissen zur Gesunderhaltung des Körpers vielseitig aufbereiten und verbinden.

Kapitel **10** Die wichtigsten Inhalte der Bewegungs- und Haltungsförderung für Kinder sind in diesem Kapitel tabellarisch aufgelistet. Die **Tabelle** erleichtert es Ihnen, **Überschneidungen** und Verknüpfungsmöglichkeiten mit Inhalten aus dem **Lehrplan** für die Grundschule zu finden und in Ihre Unterrichtsplanung mit einzubeziehen.

Noch eine Anmerkung zum Schluss

Ihre eigene positive und bewegungsfreundliche Einstellung spielt eine große Rolle in der Umsetzung eines solchen Konzeptes. Wenn Sie von Ihrem Handeln überzeugt sind, Bewegung als etwas Selbstverständliches und Bereicherndes in Ihrem Alltag verstehen und selbst Freude beim Bewegen empfinden, so nehmen gerade Kinder neben Ihren Worten diese Botschaft mit allen Sinnen auf.

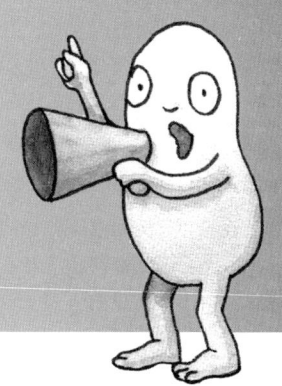

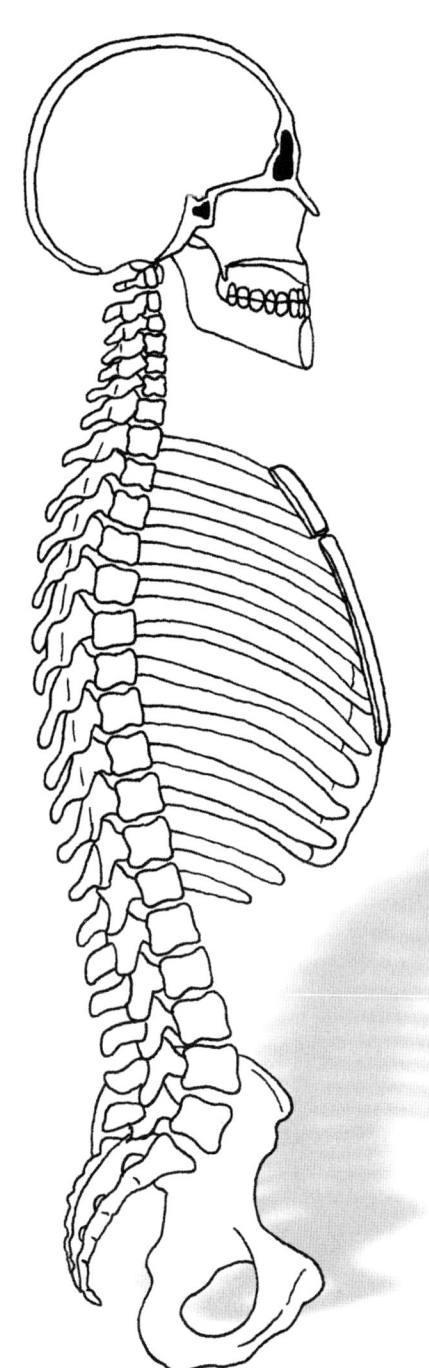

Wissenswertes zur Bewegungs- und Haltungsentwicklung

Kapitel 1

Aspekte der Bewegungs- und Haltungsentwicklung

Körperhaltung und Bewegung sind durch die Zusammenarbeit des aktiven und passiven Bewegungsapparates, dem Sinnessystem und dem Nervensystem möglich. Am Wunderwerk „Mensch" müssen während der kindlichen Entwicklung über 200 Knochen, 400 Muskeln und 100 Gelenke wachsen und reifen. Sie müssen lernen, fein aufeinander abgestimmt zusammenzuspielen. In den ersten 12 Lebensjahren werden die Weichen für die Bewegungsmöglichkeiten und die Haltungsregulation für das gesamte Leben gestellt.

Eine besondere Stellung im Bewegungsapparat nimmt das Achsenorgan **Wirbelsäule** ein. Es ist an fast allen Bewegungen der Arme, Beine und des Kopfes beteiligt. Die Wirbelsäule besteht aus vielen einzelnen Elementen:

Die **Wirbel**, bestehend aus Wirbelbogen, Wirbelkörper und die **Bandscheiben** stellen die wichtigsten Bestandteile dar. Der massive Wirbelkörper macht den vorderen, gewichttragenden Teil der Wirbelsäule aus. Der Wirbelbogen an der Hinterfläche des Wirbelkörpers umgibt das Wirbelloch (siehe Abb. 1). Alle Wirbellöcher zusammen bilden den Spinalkanal, in dem das Rückenmark verläuft.

Entwicklung und Aufbau des Wirbels

Mit der Geburt eines Menschen ist nur ein Teil der Wirbelsäule wie auch andere Skelettteile, z.B. die Fußwurzelknochen, knöchern durchbaut. Über einen langen Zeitraum bilden sich Wirbelkörper ① und Wirbelbogen ② zu ihrer endgültigen Größe und Form heran. Die kleinen Knochenfortsätze an den Wirbelbögen, der Dornfortsatz ③ und die Querfortsätze ④ sind erst im jungen Erwachsenenalter völlig ausgereift.

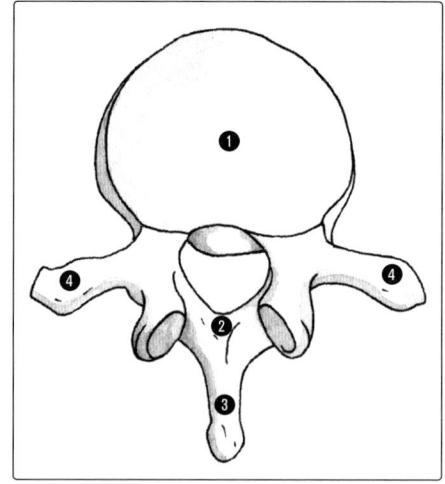

Abb. 1: Darstellung eines Wirbelknochens von oben: Wirbelkörper ①, Wirbelbogen ②, Dornfortsatz ③ und Querfortsatz ④

Entwicklung und Aufbau der Bandscheibe

Die **Bandscheibe** ① *(Discus interver-
tebralis)* besteht aus einem Faserring ②
(Anulus fibrosus) und dem Gallertkern
③ *(Nucleus pulposus)*, der sich in der
Mitte des Faserrings befindet (siehe
Abb. 2). Die Grundstrukturen der Bandscheiben sind von Geburt an so angelegt wie beim Erwachsenen. Die Form
der Bandscheiben und die Lage des
Gallertkerns hingegen verändern sich in
den ersten Jahren. Angepasst an die
jeweilige Form der Wirbelkörper sind
die Bandscheiben erst nach innen ge-
wölbt. Durch die Weiterentwicklung der

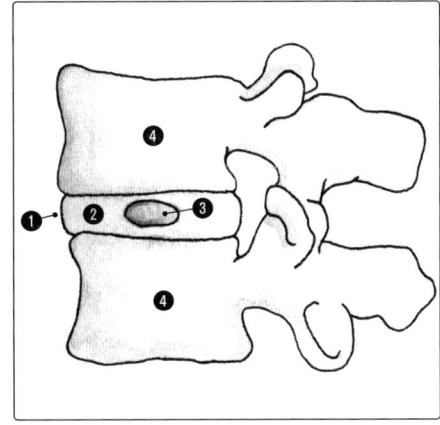

Abb. 2: Segment mit Bandscheibe –
Die Funktionseinheit zwei Wirbel und
eine dazwischen liegende Bandscheibe
von der Seite: Bandscheibe ①, Faserring ②,
Gallertkern ③, Wirbelknochen ④

Deckplatten der Wirbelkörper verändern sie ihre Form in einer nach außen gewölb-
ten Scheibe. Der im Inneren des Faserrings befindliche Gallertkern befindet sich
beim Neugeborenen und Säugling im hinteren Teil des Diskus. Auf Grund der Aufrichtung der Wirbelsäule und der sich daraus verändernden Druckbelastung wan-
dert der Kern ca. im 2. Lebensjahr nach vorne, um dann zwischen dem 4. und 8.
Lebensjahr im Zentrum des Diskus seinen Platz zu finden (Bogduk, 1997).

Funktion der Bandscheiben

Die **Wirbelkörper** sind durch Gelenke und Bänder miteinander verbunden.
Zwischen zwei Wirbelkörpern liegt jeweils eine **Bandscheibe**. Zwei benachbarte
Wirbel bilden mit der dazwischen liegenden Bandscheibe, den Bändern und
Gelenken, eine Funktionseinheit, auch Segment genannt (siehe Abb. 2). Mit ins-
gesamt 24 Segmenten zeichnet sich die Wirbelsäule durch eine große Beweglichkeit
aus (7 Halswirbel, 12 Brustwirbel, 5 Lendenwirbel, 5 verschmolzene Kreuzbein-
wirbel, 3 – 4 verschmolzene Steißbeinwirbel).

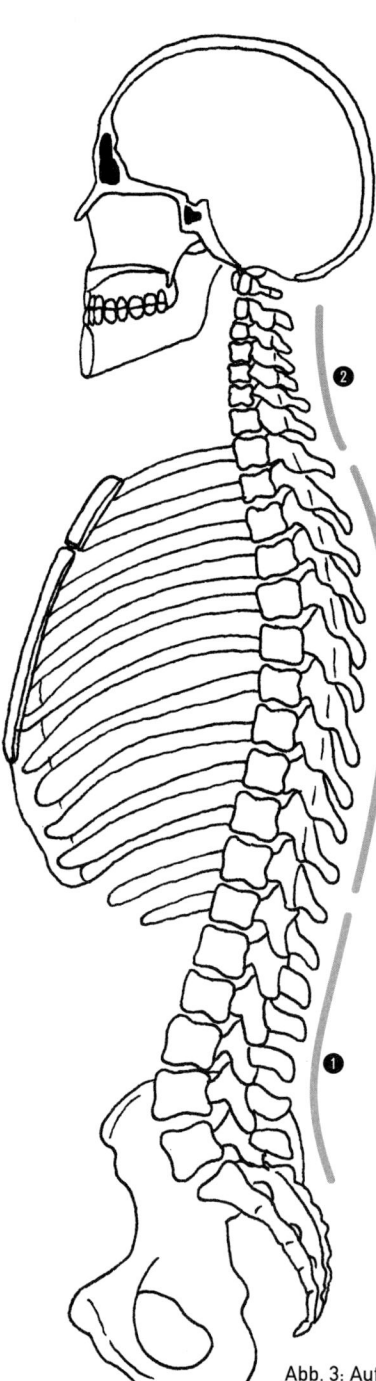

Die Bandscheiben wirken bei den verschiedenen Bewegungsrichtungen und den Stoß- und Druckbelastungen als Puffer. Die Hals- und Lendenwirbelsäule sind besonders beweglich und deswegen die Bandscheiben dort besonders hohen Druckbelastungen ausgesetzt. Dabei kann sie sowohl nach vorne und hinten, nach links und rechts, als auch um die eigene Achse bewegt werden.

Die Haltungsentwicklung

Die **kindliche Entwicklung** ist gekennzeichnet durch verschiedene Entwicklungsphasen. Die Wirbelsäule spielt dabei eine besondere Rolle. In Bauchlage beginnt sich das Kind auf die aufrechte Körperhaltung vorzubereiten: durch das Heben und Drehen des Kopfes, verbunden mit einer Streckung in der Halswirbelsäule. Daraus entwickelt sich die Stützfunktion des Schultergürtels. Die Wirbelsäule beginnt sich aus der vermehrten Beugehaltung zu strecken. Weitere Entwicklungsschritte für die aufrechte freie Körperhaltung sind das Drehen und Krabbeln. Die endgültige Form der Wirbelsäule stellt sich bei Kindern erst im 5.–7. Lebensjahr ein.

Abb. 3: Aufbau und Form der Wirbelsäule von der Seite: Lordose ① + ②, Kyphose ③

Die Form der Wirbelsäule

Die physiologische Form der Wirbelsäule von der Seite, beschreibt eine *Lordose* ①
+ ②(Bogen nach vorne) im Lendenbereich, eine *Kyphose* ③ (Bogen nach hinten)
im Brustbereich und endet im Halswirbelbereich mit einer *lordotischen Krümmung*
(siehe Abb. 3 links). Von der Seite kann die gesamte Wirbelsäule zusammen
mit den Kreuzbeinwirbeln mit einem Doppel-S verglichen werden. Von vorne
oder hinten betrachtet, sollte die Wirbelsäule gerade sein. Die Phase der Kindheit
und der Jugend ist gekennzeichnet von Wachstum und Entwicklung. Gerade in
dieser Zeit der Veränderungen reagiert der Organismus besonders sensibel auf
negative und positive Reize.

Die Entwicklung der Beinachsen

Über einen langen Zeitraum verändert sich der Körper der Kinder regelmäßig.
Die Beinachsen zeigen bis zum 2. Lebensjahr ein physiologisches O-Bein. Im
Übergang vom 2. zum 3. Lebensjahr wechselt die Beinachse über das gerade
Bein in die altersspezifische X-Beinstellung. Durch entwicklungsbedingte, bio-
mechanische Besonderheiten am Hüftgelenk bewirkt die starke Innenrotations-
stellung diese Abweichung. Im Alter von ca. 6 – 7 Jahren sollte sich die Beinachse
achsengerecht eingestellt haben. Bei der Ansicht von vorne liegen dann Hüftgelenk,
Kniegelenk und Sprunggelenk im Lot übereinander.

Die Entwicklung der Füße

Das Fußgewölbe der Menschen ist ein sensibles Zusammenspiel von Muskel-
systemen der Füße und der Hüften und von kompliziert ineinander verzahnten
Fußwurzelknochen. Zusätzlich wird das Fußgewölbe noch durch die biomecha-
nischen Bedingungen des Knie- und des Hüftgelenks beeinflusst. Ein Kind,
das zu Laufen beginnt, geht breitbeinig, die Füße leicht nach innen gedreht,
um eine größere Standsicherheit zu haben. Die Füße zeigen noch keine vollständige
Abrollbewegung. Nach der Achsenumstellung im Alter vom 2 ½ Jahren bis zum

6. Lebensjahr (X-Bein-Phase) zeigt sich der Einwärtsgang,
die Füße drehen meistens zum Ausgleich nach außen.
Diese Ausgleichbewegung der Füße bringt ein
Abflachen des Fußgewölbes mit sich (Abweichen
der Achillessehne nach innen).
Erst im Alter von ca. 6 Jahren ist
das Fußgewölbe mit seinem Längs-
und Quergewölbe ausgebildet
(Zukunft-Huber, 2008).

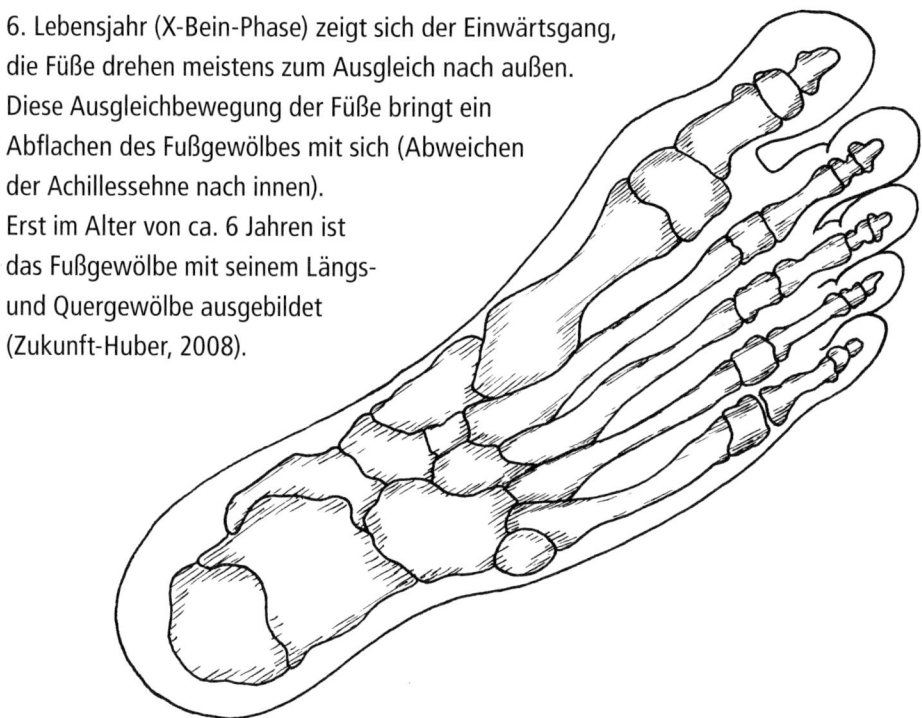

Das Längenwachstum der Kinder

Unter Gestaltwandel wird das Längen- und Breitenwachstum der Kinder verstan-
den. Bei der Größenzunahme wird der kindliche Organismus mit veränderten Hebel-
bedingungen und einer veränderten Schwerpunktlage konfrontiert. Strukturen
wie Muskeln und Sehnen müssen sich an die neuen Längenverhältnisse anpassen.
Durch ausreichend Bewegung erfahren die Muskeln Dehnreize und verändern sich.
Der „Mid-Life-Spurt" ist ein Längenwachstumsschub zwischen dem 5. und 8.
Lebensjahr. Mit relativ geringer Gewichtszunahme können Jungen und Mädchen
4– 6 cm pro Jahr wachsen. Später erfolgt der „Pubertäre Wachstumsspurt", in dem
eine geschlechtsdifferenzierte Größenzunahme erfolgt und die Beine mehr als der
Rumpf an Länge zunehmen. Zwischen dem 13. und 16. Lebensjahr können Mädchen bis zu 9 cm im Jahr wachsen, Jungen bis zu 10 cm. Das Längenwachstum
bei Mädchen setzt im Durchschnitt 1 ½ Jahre früher als bei Jungen ein. Dagegen
weisen Jungen häufig eine längere Wachstumsphase auf und werden im Schnitt
13 cm größer als Mädchen.

Was bedeutet der Gestaltwandel für die Bewegung und Haltung?

Jede körperliche Veränderung bewirkt zunächst eine instabile Situation für die Haltungs- und die Bewegungsorganisation. Für den aufmerksamen Beobachter wird dies deutlich sichtbar durch scheinbar unkoordinierte Bewegungsabläufe. Vielseitige Bewegungs- und Sinneserfahrungen mit den neuen Körperverhältnissen geben dem Gehirn die Möglichkeit, die gespeicherten Bewegungsmuster zu modifizieren und zu erweitern. Das Kind findet seine Balance innerhalb der neuen Körperverhältnisse und entwickelt sich auf diese Art weiter.

Die feinmotorische Entwicklung

Bis zum 6. Lebensjahr ist die grobmotorische Entwicklung eines Kindes abgeschlossen. Danach kommt es zur feinmotorischen Weiterentwicklung. Über entsprechende feinmotorische Aktivitäten in Spiel, Alltag, Schule und Freizeit wirken entsprechende Reize auf das sensorische, motorische, neuronale und neuromuskuläre System ein. Das Reifungstempo hängt, abgesehen von gewissen erblichen Faktoren, ganz stark von der Bewegungsaktivität des Heranwachsenden ab. Bei Mangelstimulation kann es zu Defiziten in allen Entwicklungsbereichen kommen (Ayres, 1984).

Psychosoziale Aspekte der Bewegungsentwicklung

Neben der knöchernen Formgebung und der muskulären Balance ist die Haltung des Kindes und Erwachsenen auch abhängig von seiner seelischen Verfassung. Im Kindesalter laufen wichtige Prozesse im Bereich der sozialen, psychischen und emotionalen Entwicklung ab.
Beim freien Spiel und im Umgang mit anderen Kindern können sie sich selbst in unterschiedlichen sozialen Rollen erleben und mit anderen vergleichen.
Sie sammeln Erfahrungen im Können und Nichtkönnen, genießen den Erfolg und müssen auch lernen, Misserfolge zu ertragen – so kann eine angemessene Selbsteinschätzung entstehen.

Ihre Leistungsfähigkeit und ihre Grenzen werden ihnen im ständigen Wechsel
vor Augen geführt. Entscheidend bei diesen unterschiedlichen Erfahrungen ist,
dass die Kinder durch ihr Wirken die Kontrolle über sich und verschiedene Situationen erleben. Über ihre körperliche Aktivität entdecken sie ihre Umwelt und
setzen Gedanken, Gefühle und Ideen frei und müssen lernen, sie zu steuern.
Das Gefühl der Selbstwirksamkeit und Kontrolle ist eine entscheidende Kompo-
nente beim Aufbau eines positiven Selbstkonzeptes. Es stärkt das Selbstbewusst-
sein und hilft, den Herausforderungen des Lebens (z.B. Schule, Ausbildung, Beruf,
Erhalt der Gesundheit …) gewachsen zu sein.

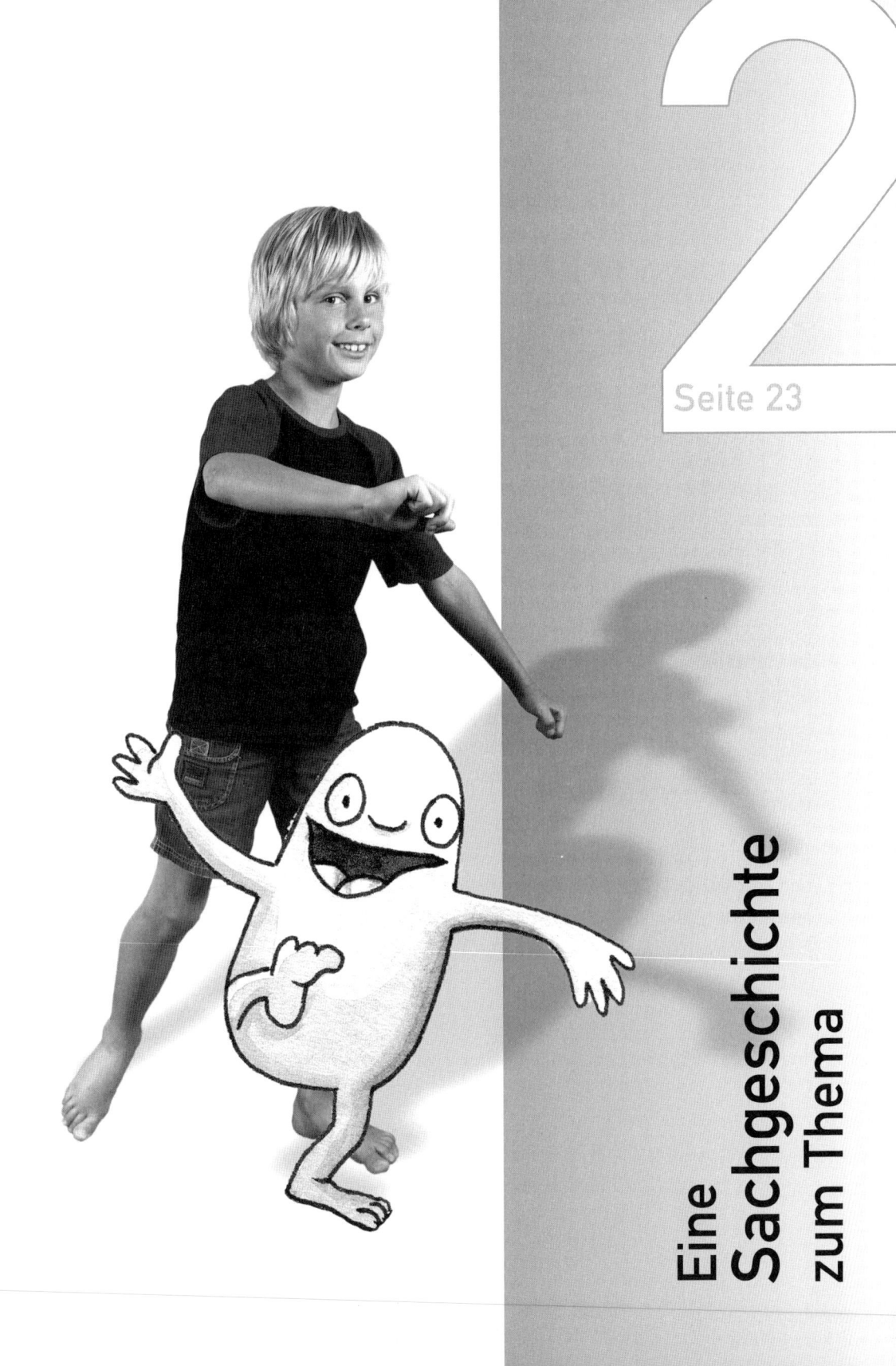

Eine **Sachgeschichte** zum Thema

Welchen Zweck erfüllt eine Sachgeschichte zum Thema?

Kinder und die meisten Menschen fühlen sich nicht zu einer gesundheitsbewussten Lebensgestaltung durch z.B. ausreichende Bewegung und gesundheitsförderndem Verhalten aufgefordert, wenn Sie Ihnen erklären, dass sie dadurch das Risiko reduzieren können, Rückenschmerzen zu bekommen.

Wenn überhaupt, interessieren sich Kinder für derartige Voraussagen und Erklärungen nur kurz und vergessen die Hinweise und wohlgemeinten Ratschläge schnell wieder. Kinder in den ersten Grundschuljahren leben und denken im Hier und Jetzt (6–7 Jahre: Stufe des naiven Realismus nach Schenk-Danzinger, 1993).

Die Fähigkeit, vorausschauend zu handeln, abstrakte Zusammenhänge zu erkennen, umzusetzen und langfristig zu verfolgen, ist bei Kindern im Grundschulalter noch nicht oder noch nicht ausreichend ausgebildet (7–9 Jahre: Übergang zur Stufe des kritischem Realismus nach Schenk-Danzinger, 1993).

Kinder benötigen, um einen nachhaltigen Erfolg in der Gesundheitsförderung zu erzielen ...

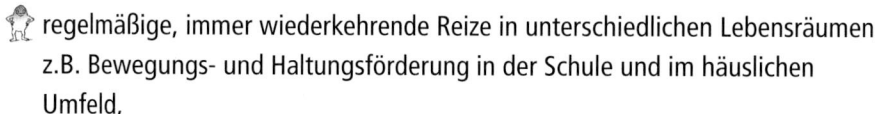 regelmäßige, immer wiederkehrende Reize in unterschiedlichen Lebensräumen, z.B. Bewegungs- und Haltungsförderung in der Schule und im häuslichen Umfeld,

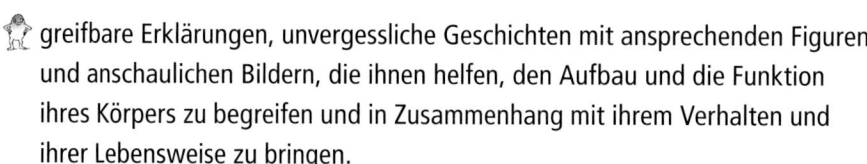 greifbare Erklärungen, unvergessliche Geschichten mit ansprechenden Figuren und anschaulichen Bildern, die ihnen helfen, den Aufbau und die Funktion ihres Körpers zu begreifen und in Zusammenhang mit ihrem Verhalten und ihrer Lebensweise zu bringen.

Die Geschichte der Bandschis® auf den folgenden Seiten erfüllt genau diesen Zweck. Die Bandscheiben werden als Bandschis zum Leben erweckt. **Bartholomäus Bandschi** erzählt vom Leben im Wirbelturm (Wirbelsäule). Dabei entdecken die Kinder einen Teil ihres Körpers, die Wirbelsäule, Muskeln und Gelenke, die bis dahin für sie schwer vorstellbar waren. Die Kinder werden zum Bandschi-Experten, kleine Experten für den eigenen Körper (Kopiervorlage „Bandschi-Experten-Ausweis", S. 148). So kann bei Kindern ein langfristiges, selbstverantwortliches Gesundheitsverhalten angebahnt werden!

Im Verlauf der Geschichte finden Sie Hinweise, die sich auf das **Kapitel 3**, „Interaktiv und ‚sinnes-reich' die Wirbelsäule entdecken" beziehen. Diese Stellen in der Geschichte eignen sich, um einzelne Inhalte der Geschichte, z.B. „Wie ist der Wirbelturm aufgebaut?", mit den Kindern gesondert zu vertiefen. Die Beschreibung der Materialien und detaillierte Übungsbeschreibungen finden Sie im Kapitel 3.

Im **Kapitel 9** finden Sie zahlreiche Kopiervorlagen, ein weiteres Medium, um das Wissen zur Gesunderhaltung des Körpers vielseitig aufzubereiten.

Viel Spaß beim Vorlesen und dem gemeinsamen Ausflug zu den Bandschis!

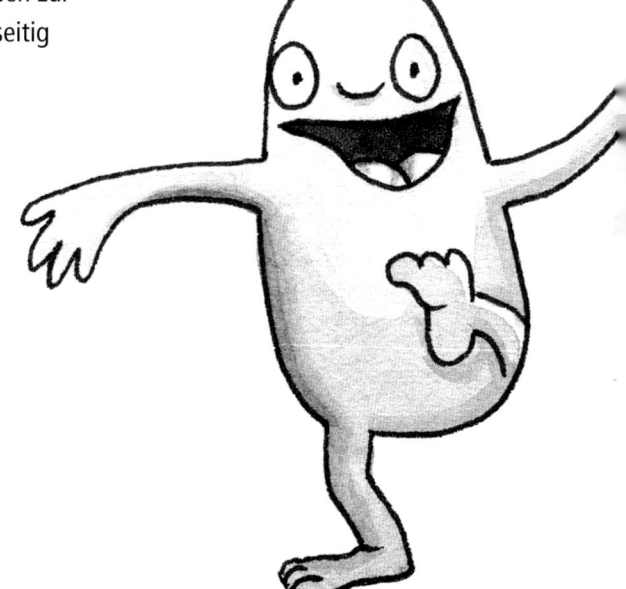

Die Geschichte der Bandschis®

Hast du schon mal etwas von den Bandschis gehört? Ich möchte mich kurz vorstellen. Mein Name ist Bartholomäus, und ich komme aus der Familie der Bandschis. Mit meiner Familie wohne ich in deinem Körper. Wir, die Bandschis sind die Bandscheiben deines Wirbelturms. Der Wirbelturm, in dem wir wohnen, ist in deinem Körper in der Mitte deines Rückens. Unser Zuhause, der Wirbelturm, wird von den Menschen auch Wirbelsäule genannt.

Viele einzelne Knochen, die Wirbel heißen, bilden den hohen Wirbelturm. Genau 24 Wirbelknochen sind wie ein Turm aus Bauklötzen übereinander aufgebaut und bilden ein bewegliches Hochhaus.

siehe S. 32, Wie ist der Wirbelturm aufgebaut?

Die Wirbelknochen kannst du dir vorstellen wie ein Stück Holz. Sie sind hart und es ist ziemlich laut, wenn sie aufeinanderstoßen. Wenn sie häufig aufeinanderprallen, gehen sie schnell kaputt. Dies ist der Grund, warum zwischen zwei harten Wirbelknochen jeweils einer von uns, ein weicher Bandschi wohnt.

siehe S. 32, Wie ist der Wirbelturm aufgebaut?

Uns, die Bandschis kannst du mit einem kleinen Schwamm vergleichen, wir sind weich und elastisch. Zwischen zwei Wirbeln befindet sich die Wohnung eines Bandschis. Darin verbringen wir unser ganzes Leben und sind glücklich darin. Genauso wie Kinder, spielen wir am liebsten den ganzen Tag. Von zwei Lieblingsspielen will ich dir mehr erzählen.

siehe S. 34, Die Lieblingsspiele der Bandschis?

Das erste Spiel fordert ebenso unsere ganzen Kräfte und hält uns bei Laune. Wir federn und dämpfen alle Stöße, die dein Körper und vor allem der Wirbelturm abbekommt, ganz weich ab. Wie die Stoßdämpfer beim Auto, erledigen wir diese Aufgabe in deinem Köper.

Bei dem zweiten Spiel helfen wir dir, deinen großen Wirbelturm zu bewegen. Mit viel Spaß und all unseren Kräften

schaukeln, wippen, drehen ich und meine Familie deine einzelnen Wirbelknochen. Dadurch wird deine Wirbelsäule beweglich. Ohne uns, die Bandschis, wäre deine Wirbelsäule steif wie ein Stock. Mit unserer Hilfe kannst du dich strecken und bücken, drehen und zur Seite neigen.

Wir, mit dem Wirbelturm, sind sehr wichtig für deinen Körper. Alle deine Knochen, dein gesamtes Skelett wird durch uns und den Wirbelturm zusammengehalten.

Nun will ich dir noch ein Geheimnis von uns verraten. Damit wir Bandschis weiterhin fröhlich und kräftig bleiben, ist für uns wichtig, dass du dich viel bewegst. Besonders gern mögen wir es, wenn du Sport treibst. Doch auch beim Toben, Springen, Laufen, Klettern, Ballspielen geht es uns richtig gut. Unglücklich machst du uns, wenn du tagein, tagaus stundenlang sitzt. Deine Muskeln werden immer schwächer, und dein Rücken ist über eine lange Zeit krumm. In unseren Wohnungen wird es ungemütlich und eng.

siehe S. 37, *Bei den Bandschis wird es eng – Spielen verboten!*

Uns ist vollkommen klar, du darfst auch mal faul sein und nur träumen, du musst auch mal still sitzen oder dich in Ruhe mit etwas beschäftigen. Du könntest sonst kein Buch lesen, nicht mit Mama und Papa kuscheln, dich nicht ausruhen, kein Spiel in Ruhe spielen und – ganz wichtig! – in der Schule nicht richtig aufpassen. Gegen kurze Sitzphasen haben wir nichts einzuwenden, vor allem, wenn du dabei deinen Rücken und den Wirbelturm immer wieder aufrecht hältst und du es dir an der Stuhllehne bequem machst. So haben wir trotzdem viel Platz in unseren Wohnungen und können spielen.

Richtig ungemütlich wird es für uns, wenn du gebannt von Computer, Spielkonsole oder Fernseher täglich stundenlang nur rumhängst und dich nur von Stuhl zu Stuhl bewegst.

Oder, wenn dich deine Eltern jede Gehstrecke mit dem Auto chauffieren und du ein richtiger Stubenhocker bist. Bei dieser Art von Zeitvertreib jammern die Bandschis, und es leiden deine Knochen. Die Muskeln werden matt und schlaff, und das bringt schlechte Laune für dich und für uns.

Ganz nebenbei versäumst du, gemeinsam mit Freunden die Welt zu entdecken! Doch du hast es selbst in der Hand, dass wir – deine Bandschis und du – uns wohl fühlen!

Bewege dich möglichst viel! Skatebord, Roller oder Rad fahren, Ball spielen, Tanzen, Turnen, Bäume klettern, Balancieren, Jonglieren oder durch Wald und Wiesen streifen – schier unendlich sind die Möglichkeiten: Wie immer du dich gerne bewegst, wir, deine Bandschis, sind glücklich dabei.

Nebenbei, ein kleiner Tipp: Gemeinsam mit Freunden oder mit Mama und Papa machen diese Unternehmungen doppelt so viel Spaß. Auf diese Weise jubeln nicht nur deine Bandschis, sondern auch die deiner Freunde und deiner Eltern. Komm, los geht's!

Nun bin ich fast am Ende meiner Geschichte über uns Bandschis. Zum Schluss verrate ich dir noch eine letzte wichtige Eigenschaft von uns. Solltest du mal einen schlechten Tag haben oder dich traurig fühlen und deswegen mit krummen Rücken sitzen und du dich zu müde fühlen, um dich viel zu bewegen, dann mach dir keine Sorgen um uns. Bandschis sind nicht nachtragend, sie können Unangenehmes schnell vergessen. Gönn dir eine Pause, und sammle Kräfte, um danach wieder mit viel Freude einen bewegten, bandschifreundlichen Tag zu verbringen!

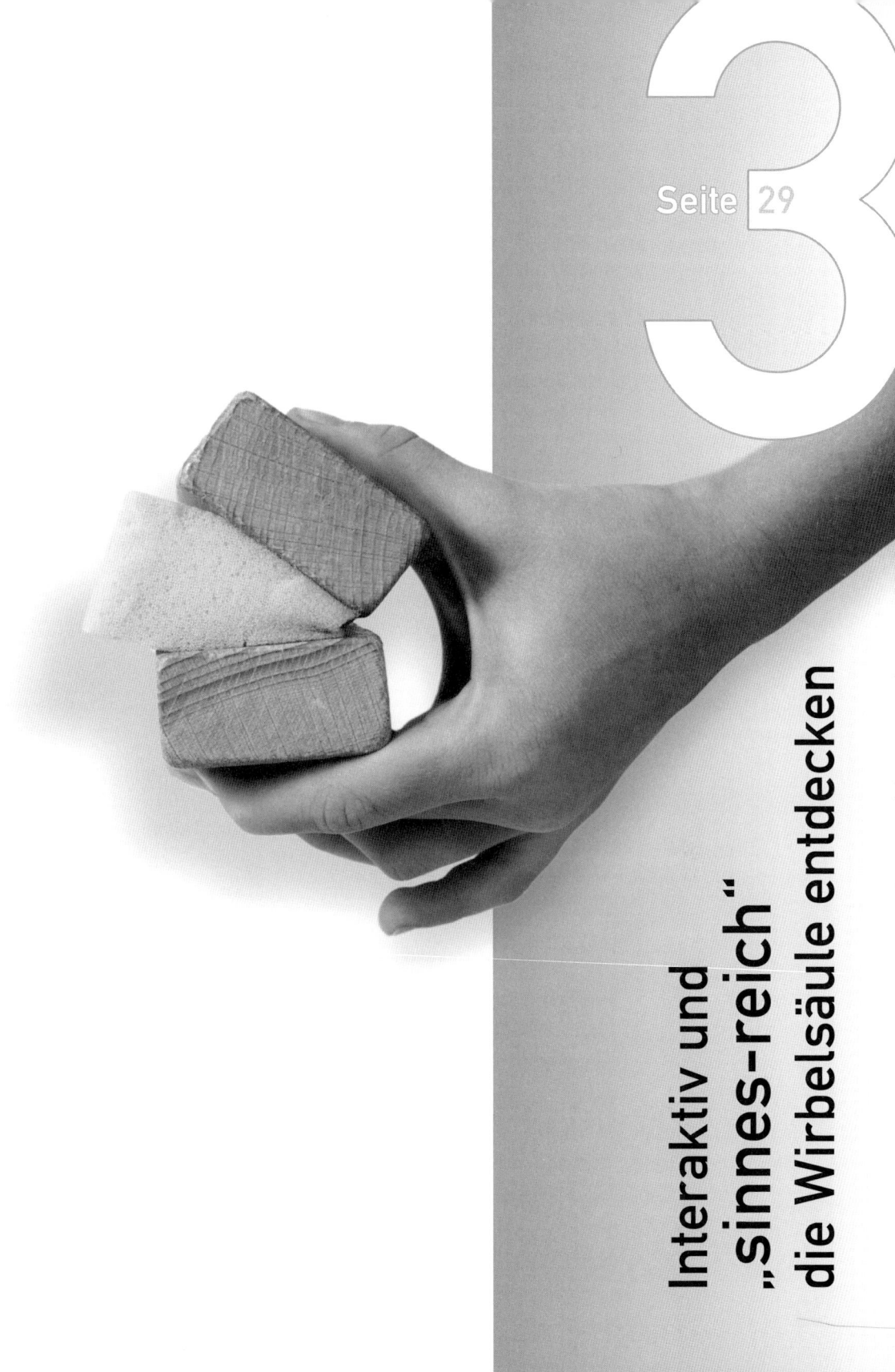

3

Interaktiv und
„sinnes-reich"
die Wirbelsäule entdecken

So können Sie mit der Sachgeschichte arbeiten

In der „Geschichte der Bandschis" sind Anatomie und Physiologie der Wirbelsäule und wichtige Aspekte zur Gesunderhaltung des Körpers kindgerecht „verpackt". In diesem Kapitel finden Sie unterschiedliche Ideen zur Vertiefung des Faktenwissens über Knochen, Wirbelsäule, Muskeln und altersgerechte Erklärungen dazu.

Mit Holzklötzchen und Schwämmen können die Kinder den Aufbau und die Funktionen der Wirbelsäule und der Bandscheiben handelnd nachvollziehen.

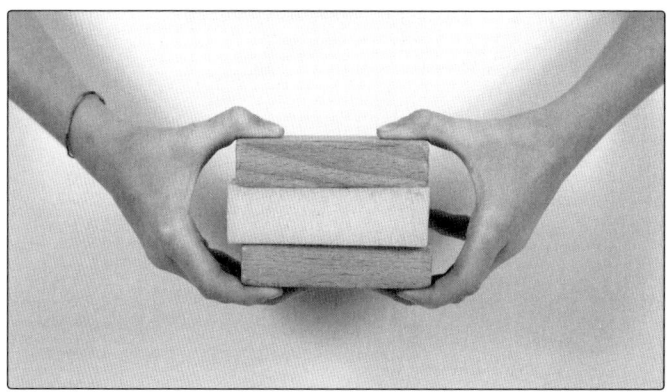

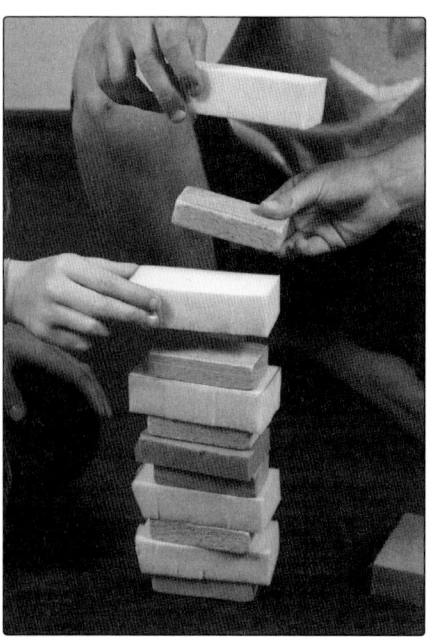

Kopiervorlagen (siehe Kapitel 9) mit darauf aufbauenden Übungen helfen Ihnen, z.B. Lerninhalte aus dem Sachunterrichts-Lehrplan zum Körper des Menschen, zur Gesundheitserziehung lebendig aufzubereiten und zu vermitteln.

Die Geschichte der Bandschis® „begreifen"

Material | Holzklötze (8 x 5 x 2 cm) = Wirbel,
Schaumstoffreste oder Haushaltsschwämme = Bandschis

Holzklötze
und Klötze aus
Schaumstoff –
Wirbelknochen und
Bandscheiben
zum Anfassen und
Experimentieren

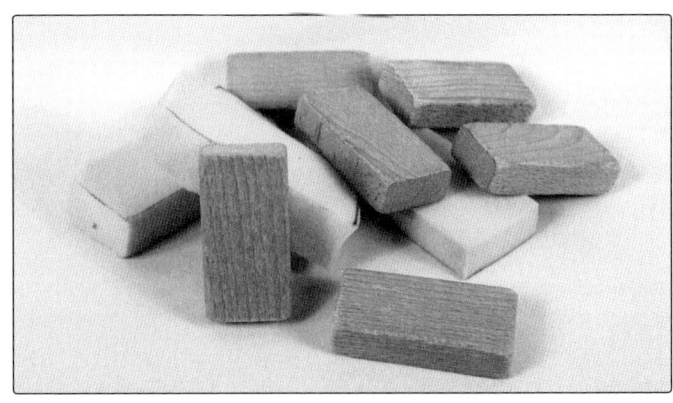

So geht es

Bevor Sie die „Geschichte der Bandschis" erzählen, erhält jedes Kind zwei Wirbel
(Holzklötze). Im Verlauf der Bandschi-Geschichte kommt der Bandschi in Form
des Schaumstoffklotzes hinzu. Im Kapitel 2, „Eine Sachgeschichte zum Thema"
finden Sie Hinweise zum Einsatz der Holz- und Schaumstoffklötze. Bei kleinen
Erzählpausen bieten Sie den Kindern die Gelegenheit, bestimmte Inhalte mit
Bauklötzen und Schwämmen nachzuspielen:

- **Aufbau der Wirbelsäule** (siehe S. 32, „Wie ist der Wirbelturm aufgebaut?")
- **Beschaffenheit der Wirbel** (siehe S. 32, gleiche Übung)
- **Beschaffenheit der Bandschis** (siehe S. 32, gleiche Übung)
- **Funktionen der Wirbelsäule** (siehe S. 34–36, „Die Lieblingsspiele
  der Bandschis)
- **Bewegungsmangel und Fehlbelastung der Wirbelsäule** (siehe S. 37,
  „Bei den Bandschis wird's eng – Spielen verboten!")
- **Wahrnehmen der Wirbelsäule** (siehe S. 146, „Die Wirbelturm-Karte")
- **Bedeutung der Muskeln** (siehe S. 40, „Was machen und mögen Muskeln?"
  und S. 42, „Muskeln bewegen die Wirbelsäule und Gelenke")

Ebenso können Sie zuerst die Geschichte erzählen und zu einem späteren Zeitpunkt
die Klötze und Schwämme einsetzen. Die genaue Vorgehensweise wird in den
folgenden Übungsvorschlägen beschrieben.

Wie ist der Wirbelturm aufgebaut?

Ziel | Aufbau der Wirbelsäule, Beschaffenheit der Wirbelknochen und der Bandschis begreifen

Material | zwei Bauklötze und ein Schwamm pro Kind oder mit Kopiervorlage: Die Geschichte der Bandschis

Tipp | Die kursiv gesetzten Abschnitte bieten Ihnen eine kindgerechte Beschreibung des Sachverhalts an.

Der Wirbelturm besteht aus harten Wirbelknochen und weichen Bandschis.

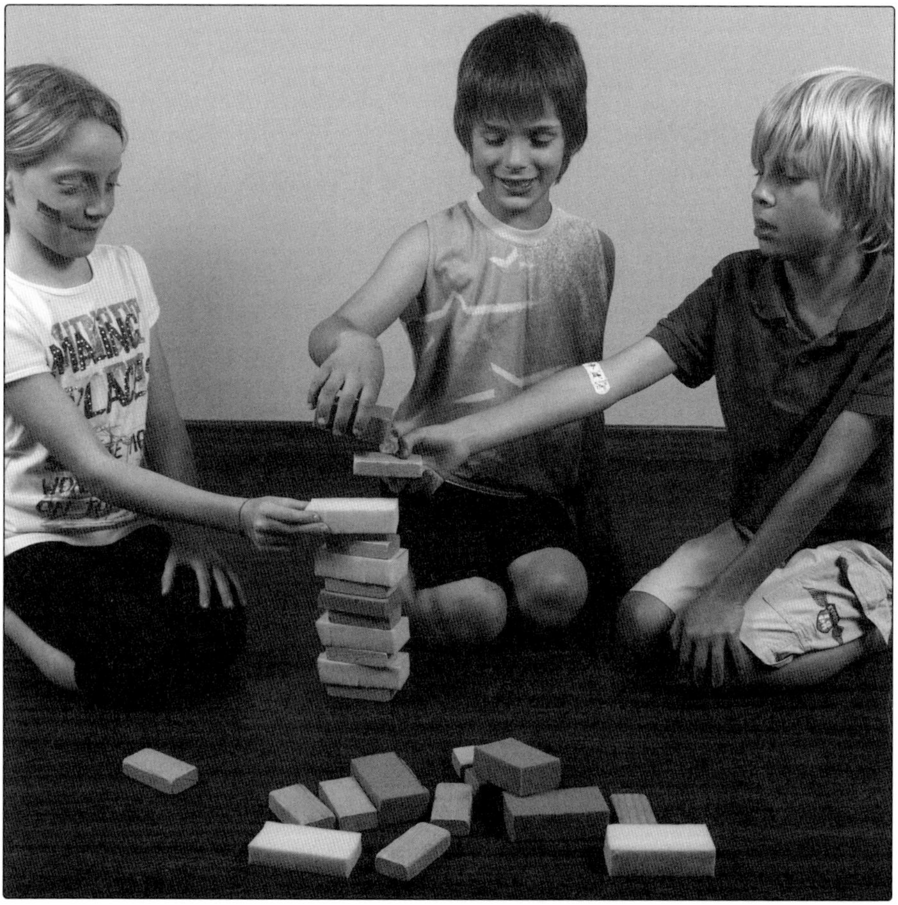

So geht es

Wirbelknochen

Jedes Kind hat zwei Wirbel vor sich auf dem Boden liegen. Sie bauen aus mehreren Bauklötzen einen Turm. Die Kinder schauen zu.

"Viele einzelne Wirbelknochen bilden den Wirbelturm. Die Holzklötzchen sind den Wirbelknochen, die aus Knochen bestehen sehr ähnlich."

Die Kinder bilden Kleingruppen und bauen mit den Wirbeln / Bauklötzen einen Turm. Sie nehmen zwei Bauklötze und arbeiten die Eigenschaft der Wirbelknochen heraus.

"Wie kannst du dir Knochen vorstellen? Hast du schon Knochen in der Hand gehabt? Knochen ist hart und fest, so wie dieses Holz."

Sie drücken einen Holzklotz zusammen und schlagen zwei Klötzchen aneinander.

"Ein Knochen kann nicht zusammen-gedrückt werden – beim Zusammenstoßen von zwei harten Wirbelknochen ist es laut und unangenehm."

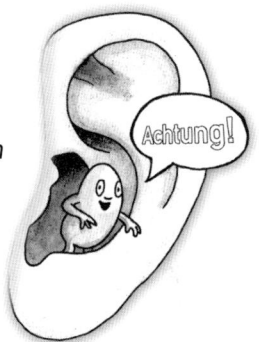

Achtung: Es wird laut, eventuell die Ohren zuhalten!

Bandschis

Sie nehmen zwei Bauklötze und legen dazwischen einen Schwamm. Die Bauklötze drücken Sie gegen den Schwamm zusammen.

"Aus diesem Grund sind die Bandschis in den Wirbelturm eingezogen. Die Wohnungen der Bandschis sind weich und elastisch. Sie machen die Stöße im Wirbelturm weich und leise. Der Wirbelturm besteht aus harten Wirbelknochen und weichen Bandschis."

Die Kinder bauen in den Kleingruppen einen Wirbelturm mit Bandschis und Wirbelknochen.

Die Lieblingsspiele der Bandschis®

Ziel	Funktionen der Wirbelsäule begreifen
Material	zwei Bauklötze und ein Schwamm pro Kind oder die Kopiervorlage „Die Geschichte der Bandschis"
Tipp	Die kursiv gesetzten Abschnitte bieten Ihnen eine kindgerechte Beschreibung des Sachverhalts an.

So geht es

🐹 Jedes Kind bekommt zwei Wirbelknochen und einen Bandschi. Die Kinder halten die Wirbelknochen und den Bandschi in seiner Wohnung mit jeweils einer Hand von der Seite.

🐹 Sie halten ebenso zwei Bauklötze und den Schwamm mit beiden Händen und zeigen, wie die Bandschis glücklich in ihren Wohnungen leben.
„Kinder und Bandschis sind sich sehr ähnlich, sie spielen gerne und lange, dann geht es ihnen gut. Die Lieblingsspiele der Bandschis gefallen dir sicher auch! Ich will sie dir hier einmal vorstellen."

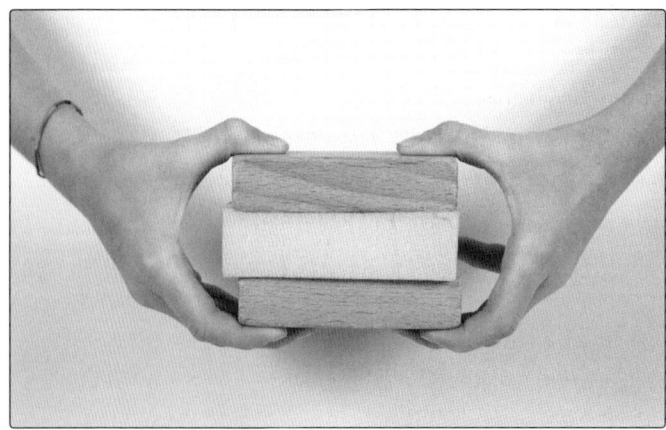

Zwischen zwei Wirbelknochen wohnt ein Bandschi.

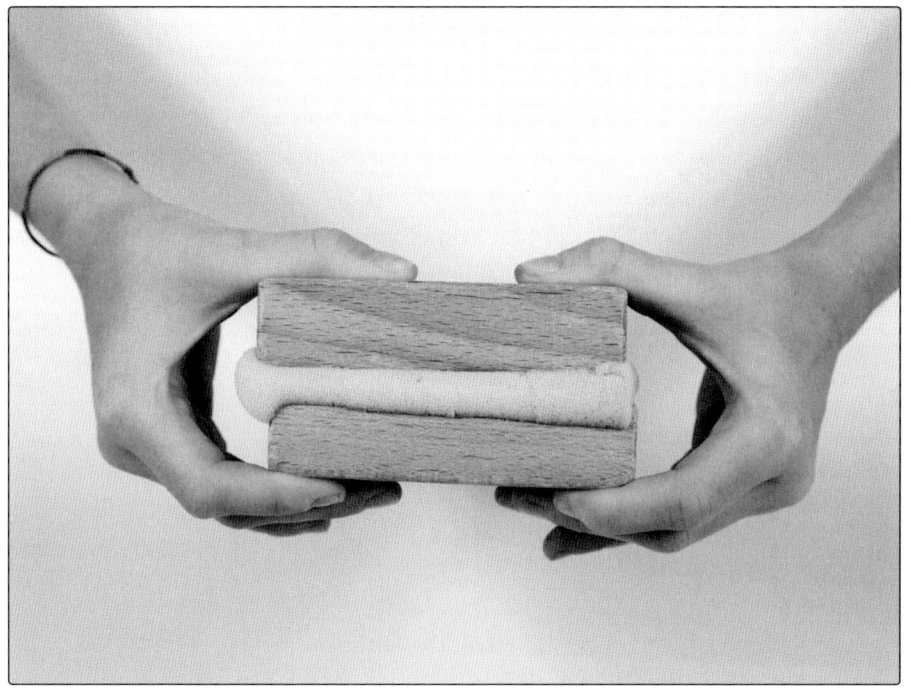

Federn oder Stöße dämpfen ist eines der Lieblingsspiele der Bandschis.

Federn / Dämpfen

 Sie drücken beide Wirbelknochen gegeneinander. Dadurch wird der Bandschi zusammengedrückt. Die Kinder machen es nach.

> *„Wenn wir gehen, springen, laufen usw. bekommt unsere Wirbelsäule viele Stöße ab. Diese Stöße dämpfen die Bandschis ab. So, wie die Stoßdämpfer beim Auto die Stöße abfedern, übernehmen die Bandschis diese Aufgabe in unserem Körper."*

 Zusätzlich können Sie die Kinder die Federbewegung der Bandschis mit dem eigenen Körper nachempfinden lassen. Die Kinder stehen und federn in den Knien weich und imitieren die Bandschis bzw. einen Stoßdämpfer.

Schaukeln

 Die Kinder halten die Wirbelknochen und den Bandschi in seiner Wohnung mit jeweils einer Hand von der Seite. Sie schaukeln mit den Wirbelknochen hin und her, indem sie abwechselnd rechts oder links vermehrt zusammendrücken. Mit ihrem Oberkörper imitieren sie die Schaukelbewegung.

„Die Bandschis machen den Wirbelturm beweglich.
Ohne Bandschis wäre der Wirbelturm steif wie ein Stock."

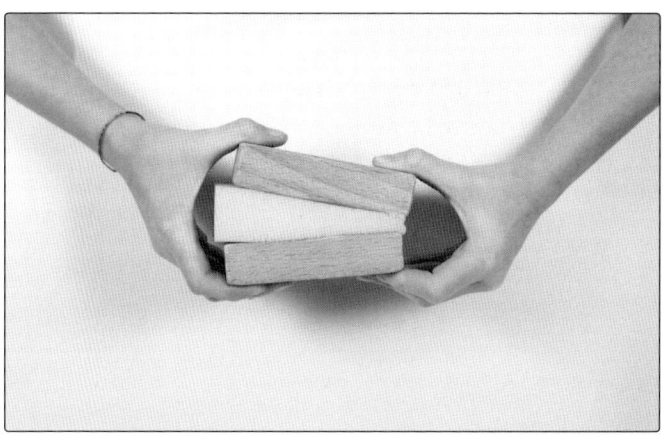

Die Bandschis bewirken durch das Schaukeln, dass die Wirbelsäule beweglich ist.

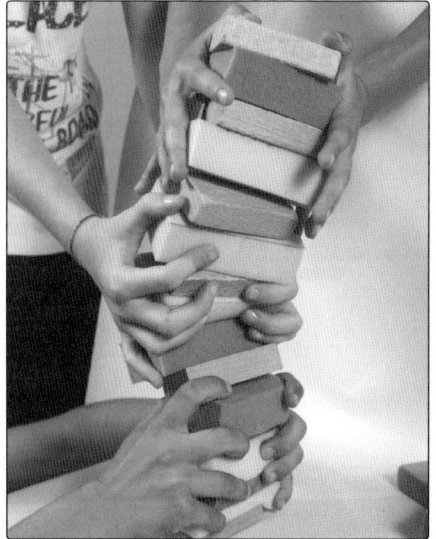

 Die verschiedenen Bewegungsrichtungen der Wirbelsäule probieren die Kinder mit dem eigenen Körper aus.

„In welche Richtungen ist dein Wirbelturm beweglich? Probier es aus!"

 Sie und die Kinder fassen die möglichen Bewegungen zusammen (beugen/strecken, seitneigen rechts/links, drehen). Danach übertragen sie die Bewegungsrichtungen auf den Wirbelturm.

Ziel	Folgen des Bewegungsmangels und der Fehlbelastung der Wirbelsäule begreifen
Material	zwei Bauklötze und ein Schwamm pro Kind
Tipp	Die kursiv gesetzten Abschnitte bieten Ihnen eine kindgerechte Beschreibung des Sachverhalts an.

So geht es

Jedes Kind hat zwei Wirbelknochen und einen Bandschi vor sich liegen. Mit beiden Händen an einer Längsseite halten die Kinder die Wirbelknochen und den Bandschi in seiner Wohnung. Sie drücken beide Wirbel auf der Längsseite so fest zusammen, dass der Bandschi dabei „eingequetscht" wird. Die Kinder quetschen ihren Bandschi ebenso ein.

„Richtig unglücklich werden die Bandschis, wenn du stundenlang krumm und unbewegt sitzt. Bei Computer-Spielen passiert dies ganz schnell. In den Wohnungen der Bandschis ist es dann eng und ungemütlich, an Spiele wie Federn und Schaukeln ist nicht zu denken."

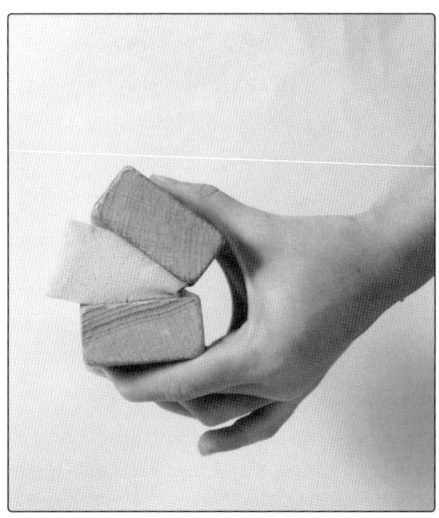
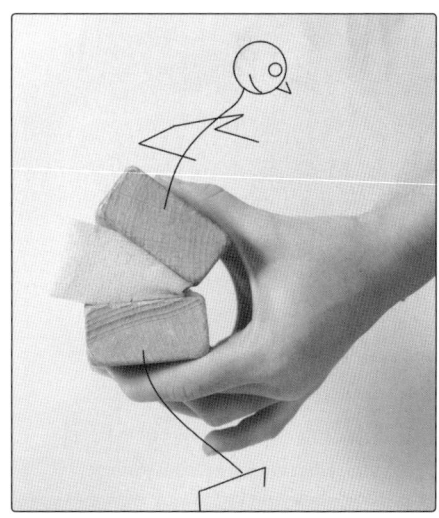

Wenn die Wirbelsäule häufig krumm ist, wird es in den Wohnungen der Bandschis eng und ungemütlich, an Spiele wie Federn und Schaukeln ist nicht zu denken.

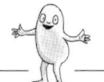

Wie sieht der Wirbelturm aus?

Ziel | Schulung der Körperwahrnehmung
(Eigen- und Fremdwahrnehmung)

Material | Kopiervorlage „Form der Wirbelsäule" (S. 150)

Tipp | Die kursiv gesetzten Abschnitte bieten Ihnen eine
kindgerechte Beschreibung des Sachverhalts an.

So geht es

Sie betrachten mit den Kindern einige Schulkameraden von vorne / hinten
und von der Seite. Sie legen den Fokus der Betrachtung auf den Oberkörper
und speziell die Form der Wirbelsäule.

*„Mit welchem Druck-Buchstaben kann die Wirbelsäule von vorne,
von hinten und von der Seite verglichen werden?
Ist die Wirbelsäule wirklich gerade?"*

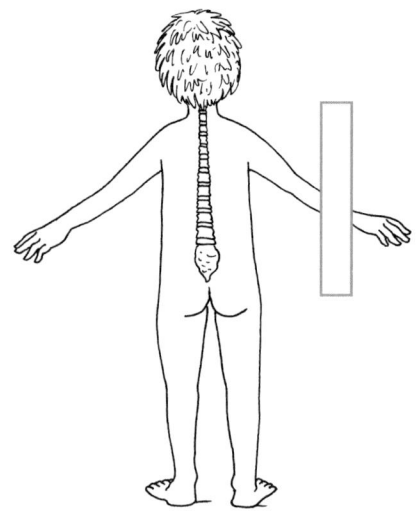
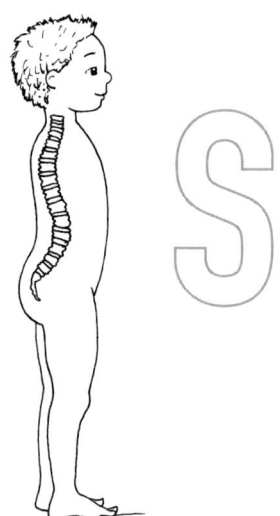

Die Wirbelsäule von vorne/hinten betrachtet:

*„Von vorne sieht die Wirbelsäule wie der
Buchstabe I aus. Von vorne oder hinten
betrachtet soll die Wirbelsäule gerade sein."*

Die Wirbelsäule von der Seite betrachtet:

*„Von der Seite hat die Wirbelsäule die Form des
Druck-Buchstaben S. Wenn die Wirbelsäule ein
gleichmäßig geschwungenes S darstellt, dann
ist sie aufrecht. Sie soll nicht gerade sein!"*

Wirbelturm-Suche

Ziel | Schulung der Körperwahrnehmung

Material | Kopiervorlage „Die Wirbelturm-Karte" (S. 146)

Tipp | Die kursiv gesetzten Abschnitte bieten Ihnen eine kindgerechte Beschreibung des Sachverhalts an.

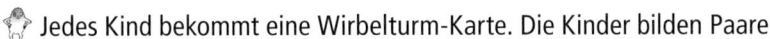

So geht es

Jedes Kind bekommt eine Wirbelturm-Karte. Die Kinder bilden Paare.

Kind 1 liegt in Bauchlage am Boden oder stützt den nach vorne geneigten Oberkörper an der Stuhllehne ab. Kind 2 kniet oder sitzt neben Kind 1 und legt seine Hände auf dem Rücken von Kind 1 seitlich ab (siehe Kopiervorlage).

Sie beschreiben den auf der Wirbelturm-Karte mit Pfeilen beschriebenen Weg, die Kinder folgen ihm.

„Lege deine Hände auf Nabelhöhe, seitlich rechts und links auf dem Rücken deines Partners ab. Deine Finger gehen den beschriebenen Weg!
Taste mit beiden Händen von rechts und links kommend in die Mitte des Rückens (1. Pfeil auf der Karte), bis du auf kleine harte Knochenteile stößt. Hier spürst du die ersten Wirbel. Nun bewegen sich deine Finger Richtung Kopf oder Nacken (2. Pfeil) und anschließend Richtung Hosenbund (3. Pfeil)."

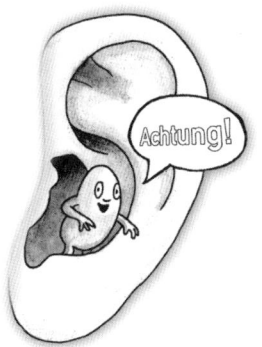

Achtung: Am besten können die Finger der Kinder die Wirbel spüren, wenn es leise ist und sie die Augen schließen. Kind 2 erkundigt sich bei seinem Partner, ob ihm der Druck der Finger angenehm ist.

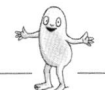

Was machen und mögen die Muskeln?

Ziel | Bedeutung der Muskeln am Skelett und der Wirbelsäule begreifen

Material | zwei Bauklötze und ein Schwamm pro Kind, Kopiervorlage „Gelenke und Muskeln" (S. 149)

Tipp | Die kursiv gesetzten Abschnitte bieten Ihnen eine kindgerechte Beschreibung des Sachverhalts an.

So geht es

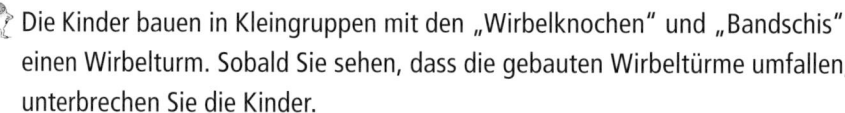 Die Kinder bauen in Kleingruppen mit den „Wirbelknochen" und „Bandschis" einen Wirbelturm. Sobald Sie sehen, dass die gebauten Wirbeltürme umfallen, unterbrechen Sie die Kinder.
„Was könnt ihr von dem Bau eures Wirbelturms berichten?
Der von euch gebaute Wirbelturm mit Bandschis ist wacklig und fällt leicht um."

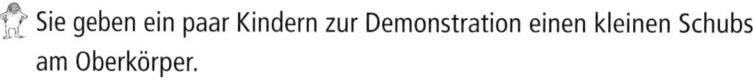 Sie geben ein paar Kindern zur Demonstration einen kleinen Schubs am Oberkörper.
„Wie ist die Situation mit dem Wirbelturm in deinem Körper?
Der Oberköper fällt nicht um. Warum bleibt dein Wirbelturm stabil?"

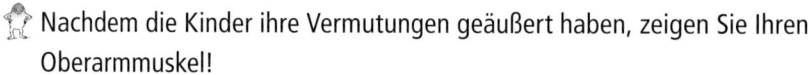 Nachdem die Kinder ihre Vermutungen geäußert haben, zeigen Sie Ihren Oberarmmuskel!
„Du hast viele Muskeln an deinem Oberkörper. Muskeln können heben, halten, bewegen. Durch zahlreiche Muskeln wird der Wirbelturm in unserem Körper zu-sammengehalten. Die Muskeln ziehen von einem Wirbelknochen zum nächsten und sind daran gut befestigt. Sie machen die Wirbelsäule und Gelenke stabil."

Die Kinder bauen erneut einen Wirbelturm mit Muskeln.
„Eure Hände können die Muskeln darstellen. Wenn ihr einen Wirbelturm mit Bandschis baut, stabilisieren die gestreckten Hände den Wirbelturm."

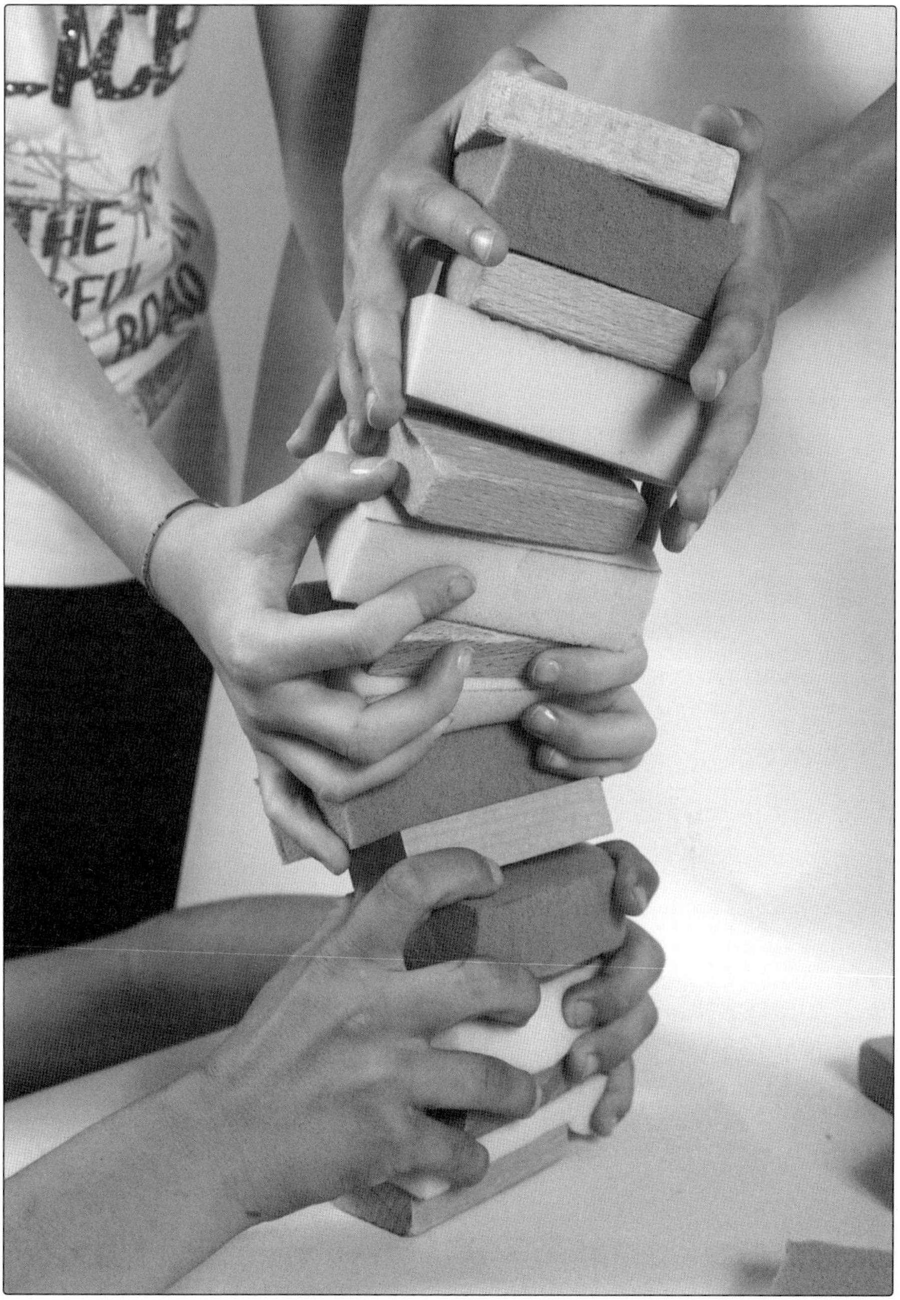

Die Hände der Kinder stellen die Muskeln an der Wirbelsäule dar.
Muskeln stabilisieren die Wirbelsäule.

Muskeln bewegen die Wirbelsäule und Gelenke

Kapitel 3

Ziel	Bedeutung der Muskeln am Skelett und der Wirbelsäule begreifen
Material	zwei Bauklötze und ein Schwamm pro Kind, Kopiervorlage „Gelenke und Muskeln" (S. 149)
Tipp	Die kursiv gesetzten Abschnitte bieten Ihnen eine kindgerechte Beschreibung des Sachverhalts an.

So geht es

„Ein Muskel ist elastisch wie ein Gummiband. An zwei benachbarten Knochen ist ein Muskel jeweils an einer Stelle angewachsen. Die Knochen sind beweglich miteinander verbunden. Die bewegliche Verbindung heißt Gelenk.
Der an die Knochen angewachsene Muskel kann sich wie ein Gummiband verkürzen (anspannen) und lang werden (entspannen). Auf diese Weise bewegt ein Mensch seine Arme, Beine und die Wirbelsäule."

Versuch

„Lege deine rechte Hand auf den linken Oberarmmuskel.
Dieser Muskel heißt ‚Biceps brachialis'".

Wenn du deinen Ellbogen beugst, verkürzt sich der Oberarmmuskel.
Er spannt an und wird fest.

Wenn du deinen Ellbogen streckst, muss dieser Muskel lang werden.
Er entspannt sich und wird weich."

Bandschi®-Rap

Ziel | Gelerntes mit einem Sprechreim verknüpfen und wiederholen

Material | —

Tipp | Die kursiv geschriebenen Abschnitte bieten Ihnen eine kindgerechte Beschreibung des Sachverhalts an.

So geht es

Sie führen die Bandschi-Rap-Reime nacheinander ein und lassen die Kinder mit Hilfe ihrer eigenen Fantasie dazu rappen oder geben eine Bewegung dazu vor.

„Damit du möglichst oft an die Bandschis denkst, verraten sie dir Bandschi-Rap-Reime zum Mitrappen!"

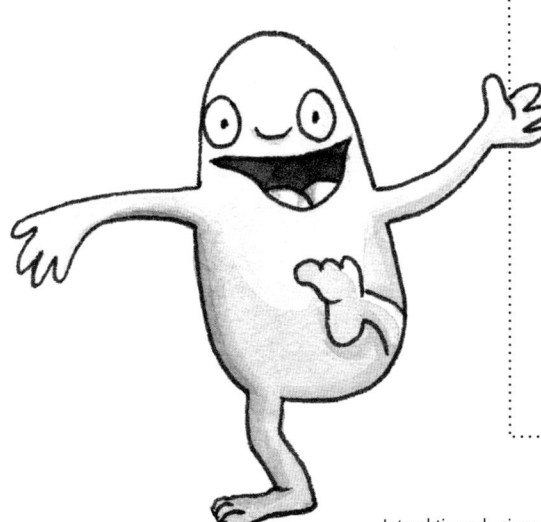

Nutz jede Gelegenheit,
sei immer bereit!
Um dich zu bewegen,
so kannst du, du, du,
deine Bandschis pflegen.

Achte beim Gehen,
Sitzen und Bücken
auf einen aufrechten Rücken,
so kannst du
deine Bandschis entzücken.

Springen und laufen,
schaukeln, spaßig raufen
Bälle werfen, Bäume klettern,
juhu Bandschis,
da gibt's nichts zu meckern.

Bandschi®-Memo

Ziel | Wissen über den Körper und gesundheitsförderndes
Verhalten wiederholen

Material | Kopiervorlage „Bandschi®-Memo" (S. 152), Tonpapier,
Wirbelknochen und Bandschis in Gruppenstärke

Spieler | 2–4 Personen

So geht es

Stellen Sie mit Hilfe der Kopiervorlage und Tonpapier die Memory®-Karten her:
40 Wirbelknochen, 40 Bandschis, 20 Segmente lachend, 20 Segmente traurig

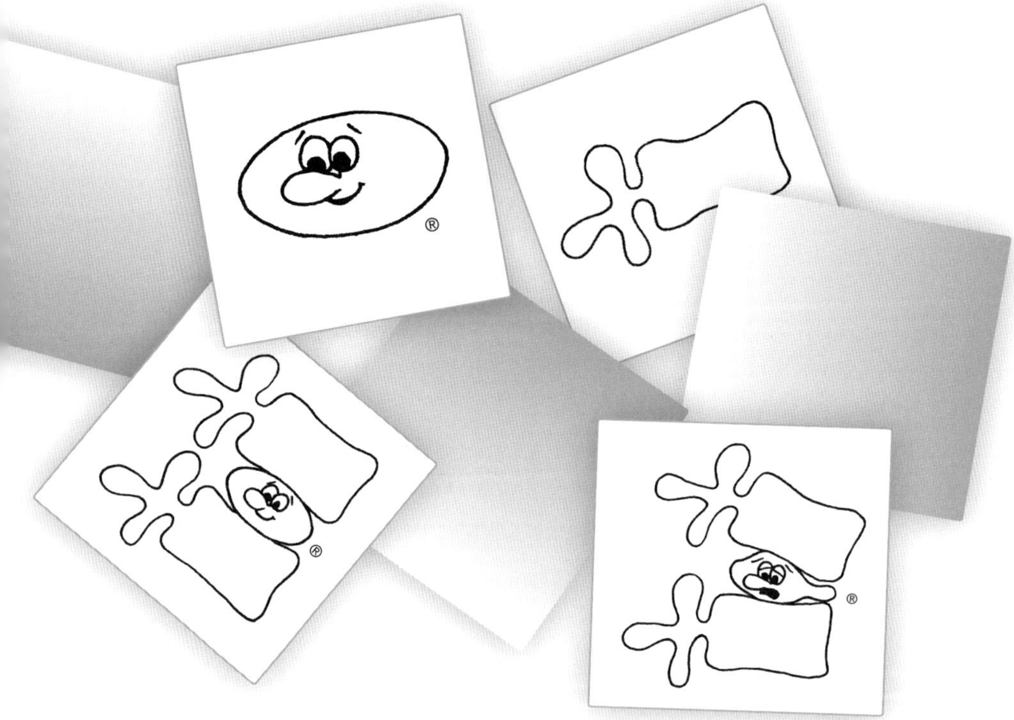

Ziel des Spiels

Jedes Kind baut einen eigenen Wirbelturm. Dazu müssen abwechselnd Wirbelknochen und Bandschis übereinandergelegt werden.

Spielverlauf

Die Karten werden verdeckt auf dem Boden verteilt. Das Kind mit den kürzesten Haaren beginnt und deckt zwei Kärtchen auf. Zeigen die aufgedeckten Karten Wirbelknochen und Bandschi, kann der Spieler damit beginnen, seinen eigenen Wirbelturm zu bauen. Die Karten müssen in dieser Reihenfolge angelegt werden. Deckt das Kind keine passenden Karten auf, müssen sie wieder zurückgelegt werden.

Ist auf einer Karte ein lachendes Segment zu sehen, kann das Kind diese Karte als Joker behalten und damit seine Wirbelsäule vergrößern. Wird ein trauriges Segment gezogen, sind folgende Regelungen möglich (angepasst an räumliche, situative und personelle Voraussetzungen):

A: Das Kind erzählt, warum der Bandschi traurig ist, und erklärt, wie dem Bandschi im Wirbelturm geholfen werden kann.

B: Das Kind erzählt, warum der Bandschi traurig ist, und zeigt mit Hilfe der Holzklötze und Schwämme, wann genau sich ein Bandschi wohl fühlt.

C: Das Kind erzählt, warum der Bandschi traurig ist, und zeigt eine Übung, um den Bandschi glücklich zu machen.

Das traurige Segment wird danach wieder verdeckt zurückgelegt.
Wenn alle Wirbel und Bandschis als Wirbelturm verbaut sind, ist das Spiel zu Ende, und die gebauten Wirbelsäulen können verglichen werden.
Wer hat den größten Wirbelturm?

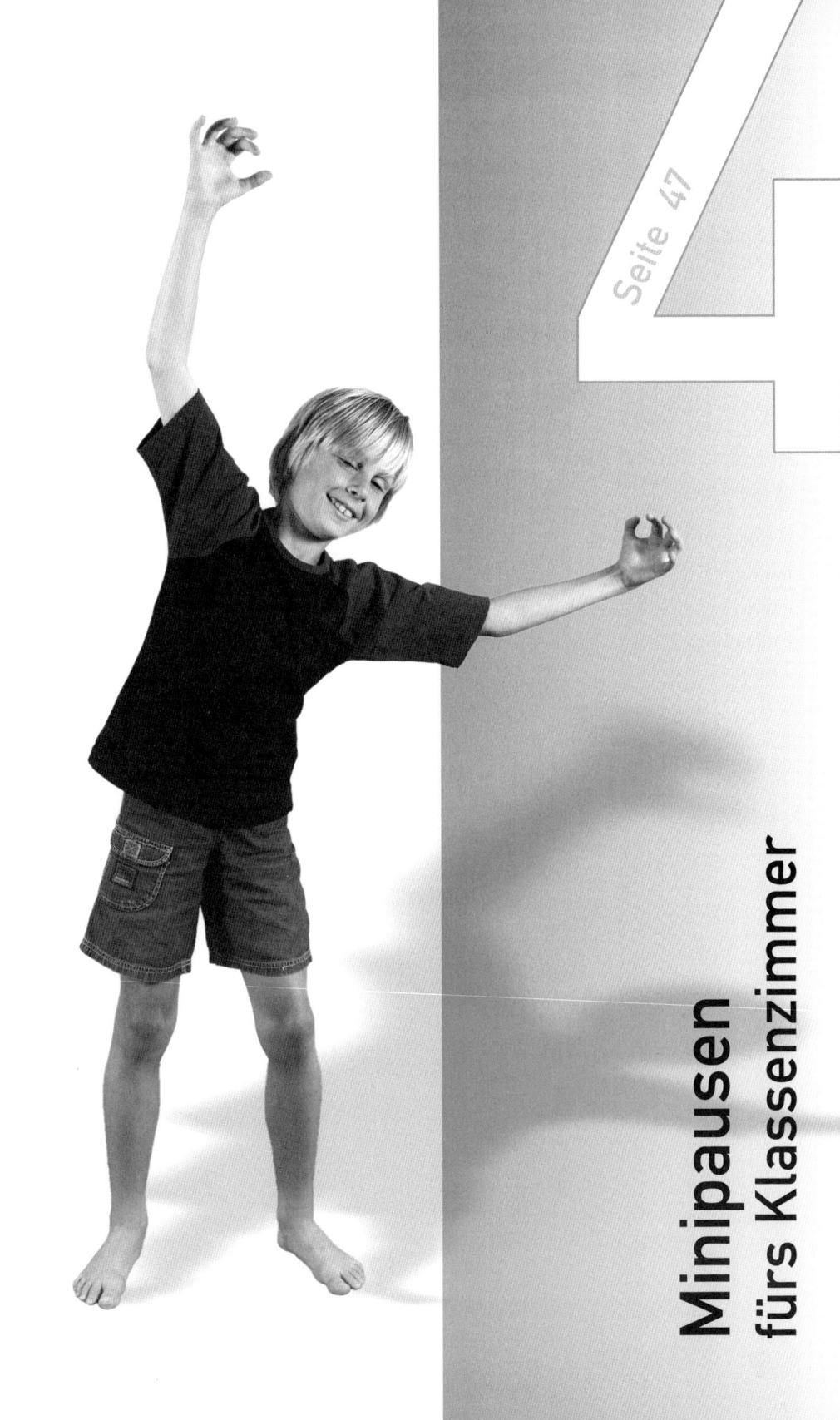

4

**Minipausen
fürs Klassenzimmer**

Was sind Minipausen?

Minipausen sind kurze Pausen zum Bewegen (max. 4–5 Minuten), die dem natürlichen Bewegungsdrang von Kindern regelmäßig, situationsangepasst und „sinnesreich" Raum geben. Minipausen sind gewollte Unterbrechungen im Unterrichtsverlauf. Sie helfen den Kindern, sich länger zu konzentrieren. Darüber hinaus bewirkt regelmäßige Bewegung eine bessere Verarbeitung vom Gelernten.

Die Übungen sind so gewählt, dass die Kinder ihren Platz nicht verlassen müssen. Gelegentlich müssen die Kinder für eine Übung aufstehen. Andere Übungen finden im Sitzen statt. Alle Übungen kommen mit wenig Raum aus. Sie sind „klassenzimmertauglich".

Hirnforscher (z.B. Spitzer 2003) haben vielfach belegt, dass Lernphasen, kombiniert mit regelmäßigen Bewegungspausen, zu besseren Ergebnissen führen. Hierzu eignen sich besonders ruhige, rhythmisch fließende Bewegungen mit koordinativen Elementen.

Bogenschütze

Ziel | Dehnen der vorderen Arm- und Rumpfmuskulatur,
Beweglichkeit der Wirbelsäule, Kräftigen und Koordination
der Schulter- und Armmuskulatur

Tipp | Die kursiv geschriebenen Abschnitte bieten Ihnen
eine kindgerechte Rahmenhandlung und Beschreibung
der Übung an.

Handlung | *Ein Bogenschütze spannt seinen Bogen, nimmt
das Ziel ins Visier und schießt den Pfeil ab.*

So geht es

Bogen spannen

🧍 Die Kinder stehen in Schrittstellung und halten mit ausgestreckten Armen mit
beiden Händen einen imaginären Bogen vor ihrem Körper. Nun spannen sie
mit der rechten Hand den Bogen, indem die rechte Hand die Bogensaite ergreift
und der rechte Arm in Schulterhöhe langsam nach hinten geführt wird.
„Es kostet viel Kraft, die stark gespannte Saite nach hinten zu holen."

🧍 Danach wird die Übung mit der linken Hand wiederholt. Verändern Sie die
geplante Schussrichtung (nach oben, nach unten, zur Seite), Bogen spannen.

Bogen spannen und Pfeil abschießen

🧍 Die Kinder spannen den Bogen wie oben beschrieben. Den Pfeil schießen sie ab,
indem sie den gleichen Arm, der die Bogensaite in Vorspannung gebracht hat,
in Schussrichtung mit gestreckten Fingern schnellen lassen. Der Pfeil wird immer
nur nach oben oder in den Boden geschossen.

🧍 Sie können den Ablauf der Übung rhythmisieren. Begleiten Sie die Bewegung
mit folgenden Anweisungen: *„Spannen – zielen – schießen."*

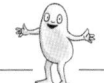

Bogenschütze

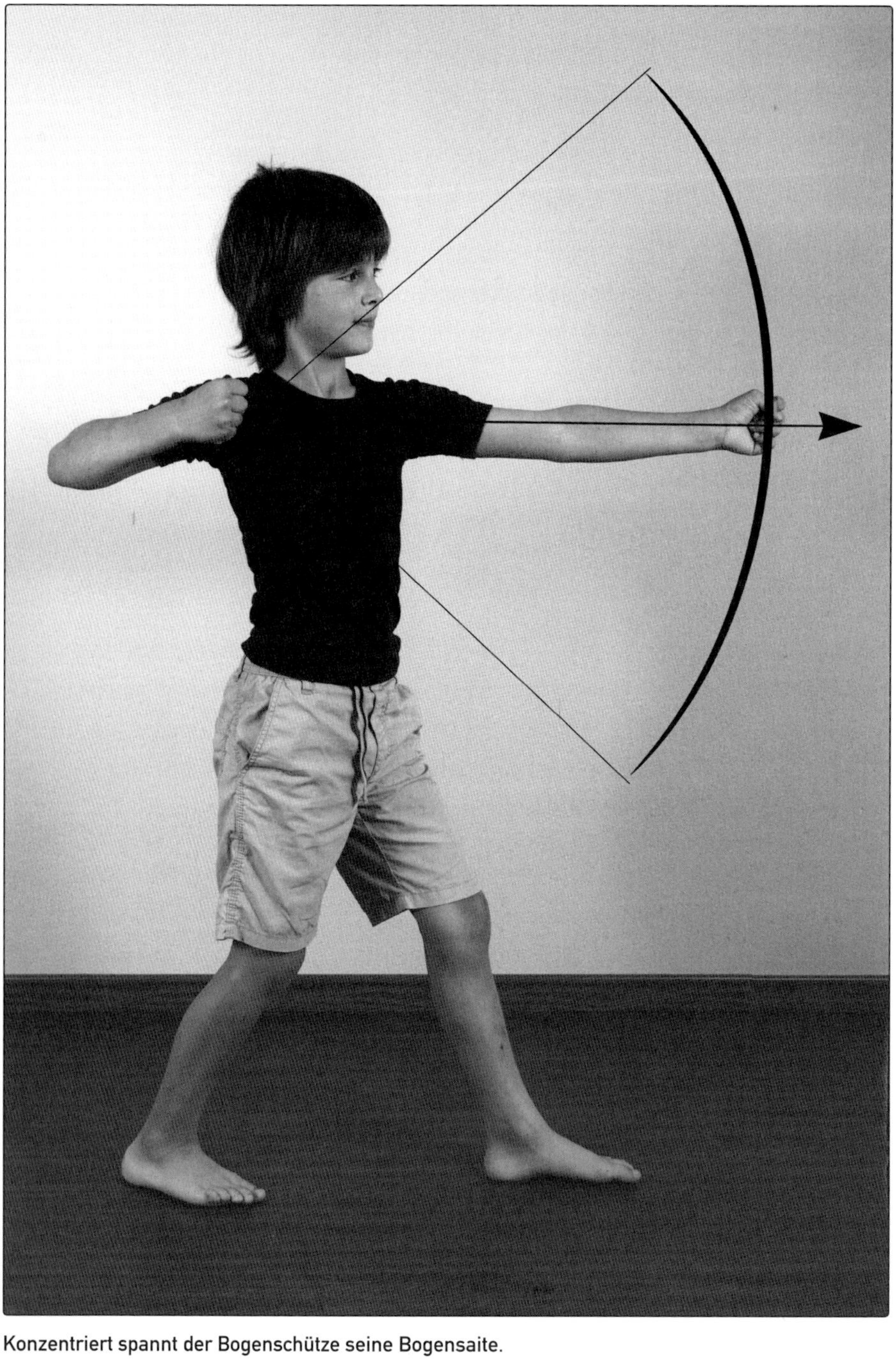

Konzentriert spannt der Bogenschütze seine Bogensaite.

Basketball

Ziel | Kräftigung der Rumpf-, Bein- und Hüftmuskulatur

Tipp | Die kursiv geschriebenen Abschnitte bieten Ihnen eine kindgerechte Handlung und Beschreibung der Übung an.

Handlung | *Ein roter, großer Basketball wird geschickt von einem Basketballspieler auf den Boden geprellt. Weich und elastisch bewegt sich der Ball durch den Raum. Die Kinder imitieren den Ball.*

So geht es

Die Kinder stehen mit beiden Füßen hüftbreit auf dem Boden und beugen leicht Hüft- und Kniegelenke. Dadurch neigt sich der Oberkörper aufrecht mit langem Bauch nach vorne. Nun beginnen die Kinder, weich und leise in den Knien und Sprunggelenken zu federn, als ob sie ein Basketball wären. Wenn die Kinder ein bisschen Platz zur Verfügung haben, können sie sich federnd nach vorne, nach hinten und zur Seite bewegen. Durch Imitieren des Prell-Geräusches können Sie den Rhythmus vorgeben und gelegentlich verändern.

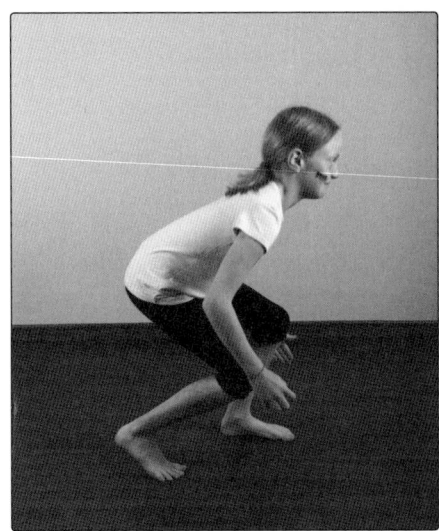 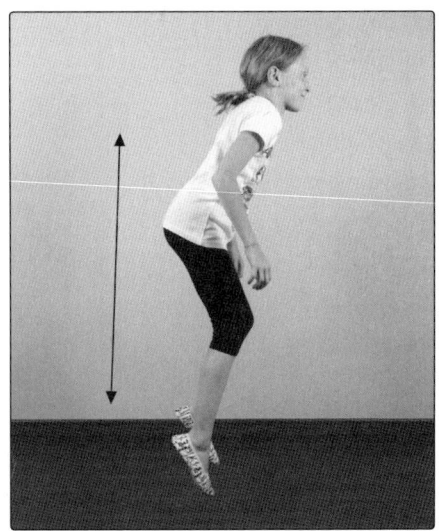

Weich, elastisch und leise federt das Kind als Basketball in den Beinen.

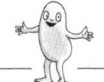

Roboter

Ziel	Kräftigung der Rumpfmuskulatur
Tipp	Die kursiv geschriebenen Abschnitte bieten Ihnen eine kindgerechte Rahmenhandlung und Beschreibung der Übung an.
Handlung	*Die Kinder werden in Roboter verwandelt. Der Roboter bewegt gleichmäßig und abgehackt seinen Oberkörper nach vorne und zurück.*

So geht es

Als Roboter sitzen die Kinder an der vorderen Hälfte ihres Stuhls. Sie haben beide Füße fest auf dem Boden. Die Steuerung der Roboter erfolgt über eine Fernbedienung, die Sie als Lehrer in der Hand halten und bedienen.

Mit unterschiedlichen Bewegungsaufträgen können Sie die Roboter „programmieren". Mit dem Schaltpult variieren Sie die Bewegungsgeschwindigkeit (langsam, mittel, schnell) und die Lautstärke (lautlos, leise, mittel) der Robotermotoren. Zusätzlich können Sie die Roboter ein- und ausschalten. Die Veränderungen

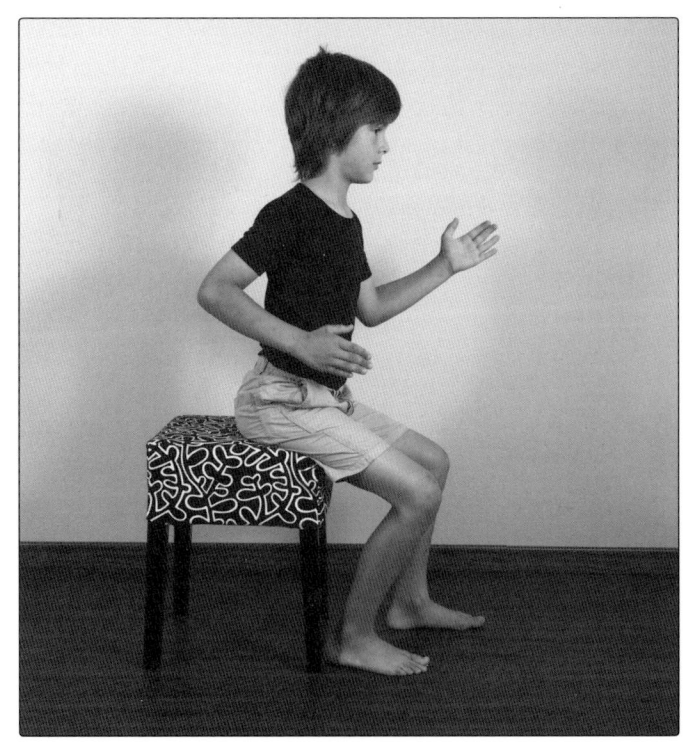

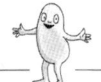

am Schaltpult sagen Sie laut an. Die Bewegungsvarianten (z.B. Bewegungs-geschwindigkeit mittel, Motorenlautstärke leise) werden schrittweise und abhängig von der Altersgruppe komplexer. So ist ratsam, bei Erstklässlern mit der Variante „Robotermotor ein – und aus" zu beginnen. Die ausgeführten Bewegungen der Kinder sollen eckig und ruckartig wirken.

Bewegungsaufträge

🤖 Oberkörper bewegt sich aufrecht und stabil nach vorne und etwas über die Mitte nach hinten (Vor- und Rückbewegung mit langem Bauch und stabilem Oberkörper).

🤖 Oberkörper bewegt sich aufrecht und stabil nach rechts und nach links. Das Bewegungsausmaß zur Seite so weit steigern, bis das gegengleiche Bein zur Bewegungsrichtung abhebt.

🤖 Der stabile und aufrechte Oberkörper beschreibt einen Kreis; Kreisrichtung wechseln.

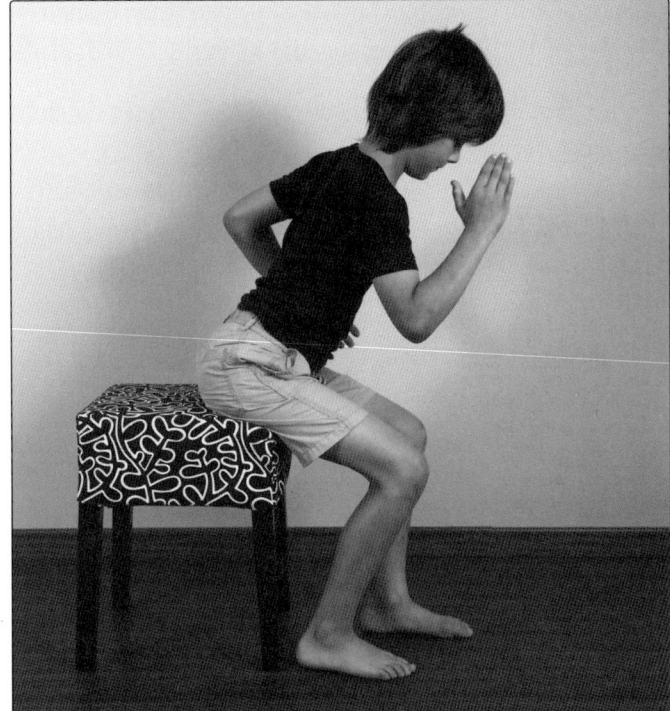

Der Motor bewegt gleichmäßig den Oberkörper und die Arme des Roboters.

Flugzeuge

Ziel | Beweglichkeit der Wirbelsäule, Kräftigung der
Schulter- und Armmuskulatur

Tipp | Die kursiv geschriebenen Abschnitte bieten Ihnen
eine kindgerechte Rahmenhandlung und Beschreibung
der Übung an.

Handlung | *Über den Wolken gleiten die Flugzeuge und ziehen Kreise,
Loopings, Achter und enge Kurven. Nur ein leichtes Summen
ist zu hören.*

So geht es

Die Kinder stehen aufrecht. Die Flugzeuge werden von den Kindern dargestellt,
indem sie beide Arme zur Seite auf Schulterhöhe ausstrecken und dabei die Handflächen nach oben richten. Mit einem dynamischen Rumpfeinsatz und einem leisen
Summen mimen sie ein Flugzeug, das Kunststücke in der Luft fliegt.

Achtung: Rempeln und Zusammenstöße können durch Loopings und geschickte
Kurven vermieden werden. Wenn der Platz knapp ist, können die Trag-
flächen der Flugzeuge verkürzt werden. Dazu die Ellbogen beugen
und die Handflächen auf den Schultern ablegen (siehe Foto).

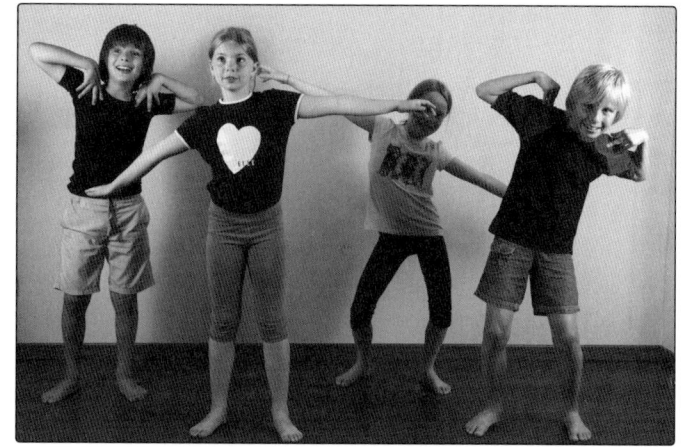

Mit einem
dynamischen
Rumpfeinsatz fliegen
die Kinder in ihrem
Flugzeug Loopings
und Kurven.

Der Kellner

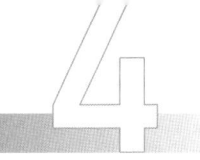

Ziel | Beweglichkeit der Wirbelsäule, Kräftigung, Koordination und Dehnung der Schulter- und Armmuskulatur

Tipp | Die kursiv geschriebenen Abschnitte bieten Ihnen eine kindgerechte Rahmenhandlung und Beschreibung der Übung an.

Handlung | *Geschickt balanciert der Kellner ein Tablett auf jeder Handfläche durch das Restaurant.*

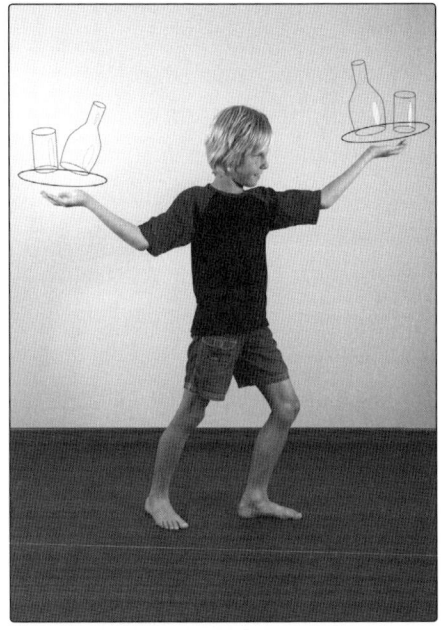

Auf den Handflächen balanciert der Kellner seine Tabletts.

So geht es

Die Kinder stehen oder sitzen. Sie schieben gleichzeitig einen Arm in Schulterhöhe nach vorne und den anderen Arm nach hinten. Die Handflächen zeigen nach oben und lassen das imaginäre Tablett nicht hinunterfallen. Danach wechseln die Arme die Bewegungsrichtung.

Variationen

Blickrichtung des Kopfes zum vorderen Tablett; Blickrichtung des Kopfes zum hinteren Tablett.

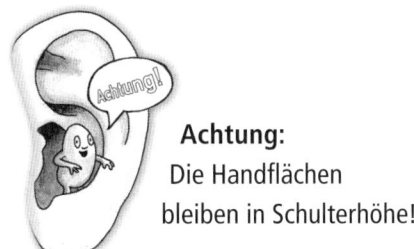

Achtung:
Die Handflächen bleiben in Schulterhöhe!

Gegenstände weiterreichen

Ziel | Beweglichkeit der Wirbelsäule und der Schultern,
Koordination der Arme und Hände, Konzentration

Tipp | Die kursiv geschriebenen Abschnitte bieten Ihnen
eine kindgerechte Rahmenhandlung und Beschreibung
der Übung an.

Handlung | *Du bekommst einen kleinen Gegenstand überreicht
und gibst ihn nach hinten weiter.*

So geht es

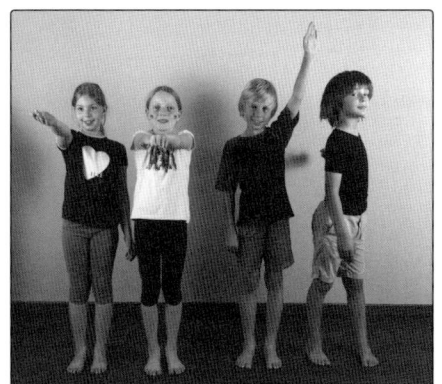

Der imaginäre Gegenstand wird von
vorne nach hinten weiter gegeben.

Die Kinder stehen oder sitzen. Sie strecken den rechten Arm nach vorne, in der Erwartung, einen imaginären Gegenstand zu übernehmen. Die rechte Hand greift nach dem imaginären Gegenstand, übergibt ihn vorne mit ausgestreckten Armen an die linke Hand. Danach die linke Hand mit einem gestrecktem Ellbogen nach hinten führen und den Gegenstand weiterreichen. Schon wartet wieder eine Hand auf den nächsten Gegenstand, den sie vorne entgegennimmt. Später greift die linke Hand nach dem Gegenstand vorne und übergibt ihn an die rechte Hand usw.

Variation

Rechte Hand und linke Hand im Wechsel, Blickrichtung bleibt nach vorne,
der Kopf verfolgt den imaginären Gegenstand (Kopfdrehung).

Ziel | Dehnung der vorderen Rumpf- und Hüftmuskulatur, Kräftigung der Beinmuskulatur

Tipp | Die kursiv geschriebenen Abschnitte bieten Ihnen eine kindgerechte Rahmenhandlung und Beschreibung der Übung an.

Handlung | *Was kann ich mit einem Zirkel machen? Du kannst zum Beispiel Kreise oder Halbkreise in verschiedenen Größen malen. (Der Körper der Kinder stellt einen Zirkel dar.)*

So geht es

„Das eine Bein (Standbein) steht sicher und fest auf dem Boden und ist der Schenkel des Zirkels mit der Spitze. Das andere Bein (Spielbein) wird seitlich hinausgestreckt und kann – wie der Schenkel des Zirkels mit der Bleistiftmine – Kreise auf den Boden malen. Schaffst du einen ganzen Kreis?"

Es gibt zwei Möglichkeiten, auf dem Boden einen Kreis zu ziehen:

1. Das Standbein bleibt fest am Boden stehen. Das Spielbein bewegt sich um das Standbein herum.
2. Das Spielbein und das Kind drehen sich um ihre eigene Achse. Beide Ausführungsarten sind möglich und sinnvoll.

Variationen

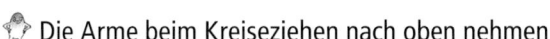 Die Arme beim Kreiseziehen nach oben nehmen.

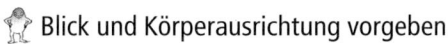 Blick und Körperausrichtung vorgeben.

„Ihr malt unterschiedlich große Kreise. Dazu bleibt das Spielbein im Knie gestreckt. Durch Veränderung der Beugung des Standbeines wird der Kreis unterschiedlich groß."

Der Zirkel

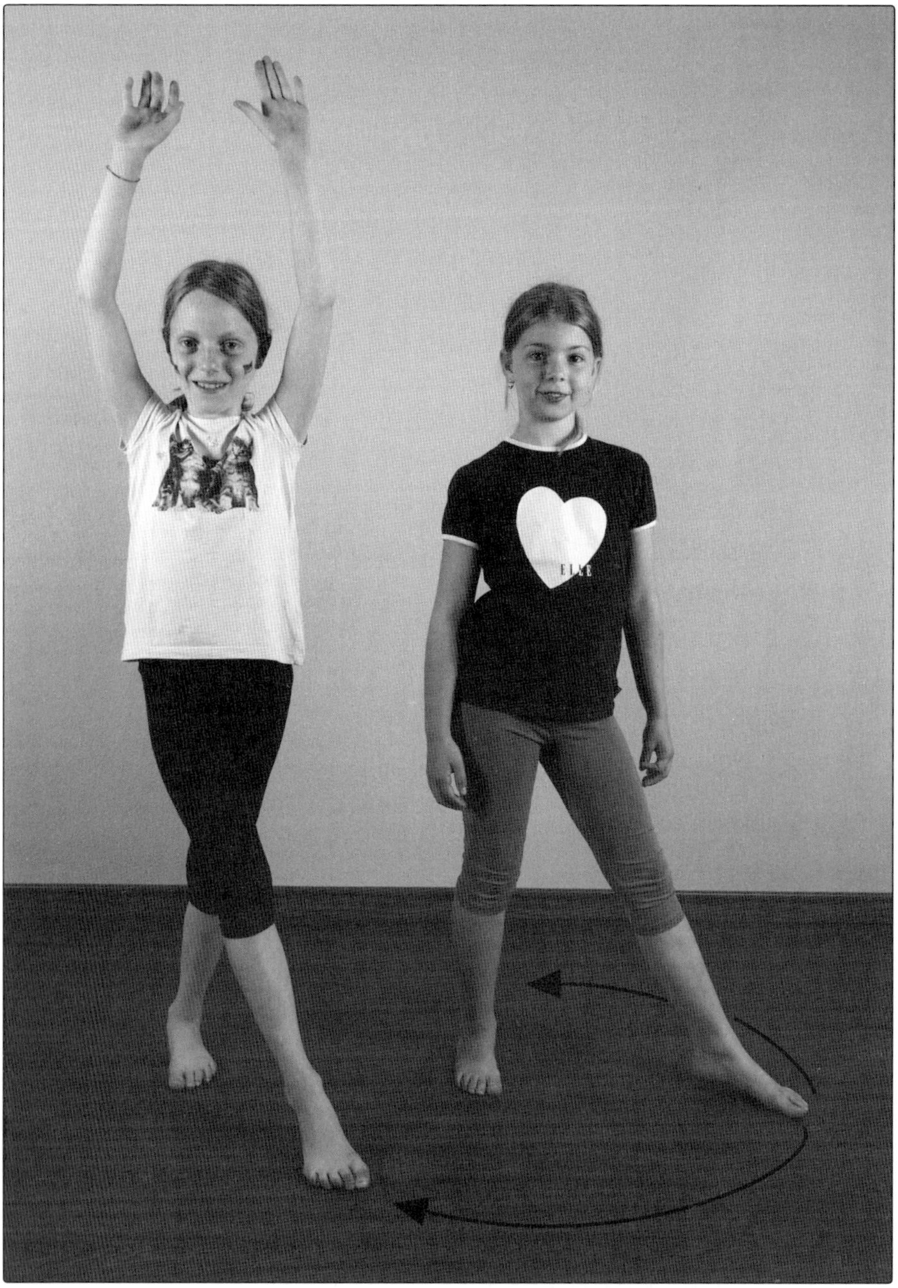

Beim Zirkel zeichnet das Spielbein der Kinder Kreise auf den Boden.
Die Ausführung ist mit nach oben gestreckten oder mit hängenden Armen möglich.

Baum im Wind

Ziel | Dehnung der Rumpf- und Armmuskulatur

Tipp | Die kursiv geschriebenen Abschnitte bieten Ihnen
eine kindgerechte Rahmenhandlung und Beschreibung
der Übung an.

Handlung | *Seht euch im Wald um! Viele unterschiedliche Bäume
findet ihr. Schmale, hohe oder mächtige, ausladende Bäume.
Suche dir einen aus, den du darstellst!*

So geht es

Die Kinder stehen und suchen sich einen Baum aus, den sie darstellen möchten.
Dabei sind ihre Füße mit den Zehen die Wurzeln, die Beine und das Becken der
Baumstamm und der Oberkörper und die Arme die Baumkrone mit den Ästen
und Blättern.

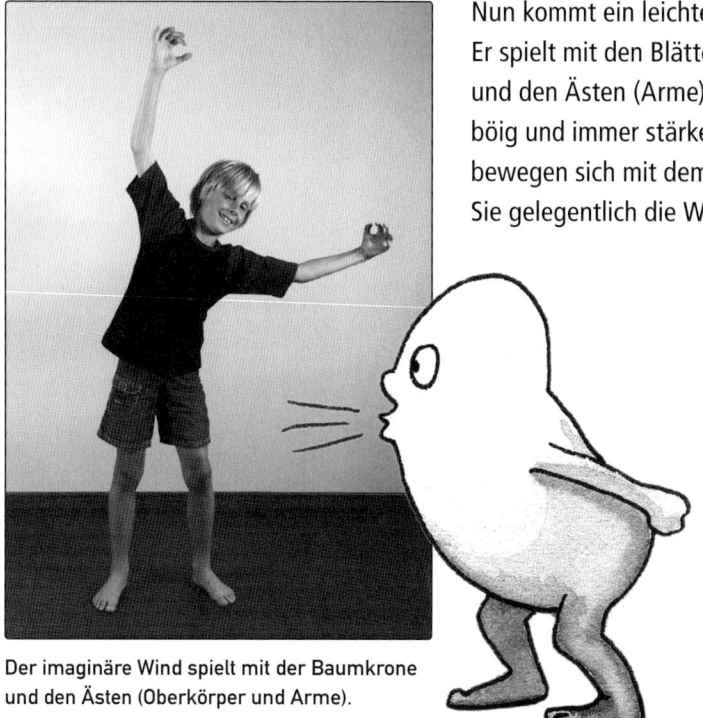

Nun kommt ein leichter Wind auf.
Er spielt mit den Blättern (Finger)
und den Ästen (Arme). Der Wind wird
böig und immer stärker. Die Bäume
bewegen sich mit dem Wind. Wechseln
Sie gelegentlich die Windrichtung.

Der imaginäre Wind spielt mit der Baumkrone
und den Ästen (Oberkörper und Arme).

Körperwelle

Ziel | Beweglichkeit der Wirbelsäule

Tipp | Die kursiv geschriebenen Abschnitte bieten Ihnen eine kindgerechte Rahmenhandlung und Beschreibung der Übung an.

Handlung | *„Ene Mene Hinkelstein, du sollst jetzt eine Welle sein!"*

So geht es

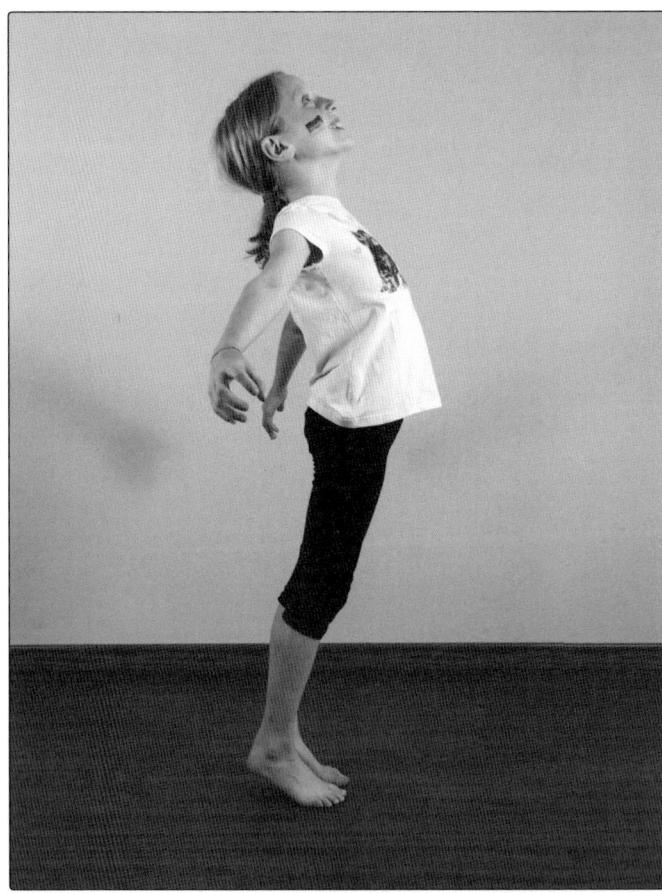

Die Kinder stehen oder sitzen und beschreiben mit ihrem Rumpf unter Mitnahme des Schultergürtels und Beckens eine Welle. Im Stand setzt sich die Welle über das Hüftgelenk bis in die Knie fort. Die Welle kann klein beginnen und immer größer werden. Die Bewegung soll fließend und weich ausgeführt werden.

Mit der Körperwelle kommt es kurzzeitig und abwechselnd zu einer Beugung und Streckung des Körpers.

Ziel | Schulung des Gleichgewichts und der Koordination

Tipp | Die kursiv geschriebenen Abschnitte bieten Ihnen eine kindgerechte Rahmenhandlung und Beschreibung der Übung an.

Handlung | *Schütteltiere sind besondere Tiere, zahm, ganz weich und angenehm. Plötzlich, ohne dass du es vorher sehen kannst, schleichen sie sich an, springen an einen Körperteil von dir, klammern sich an dich und schütteln diesen Körperteil.*

So geht es

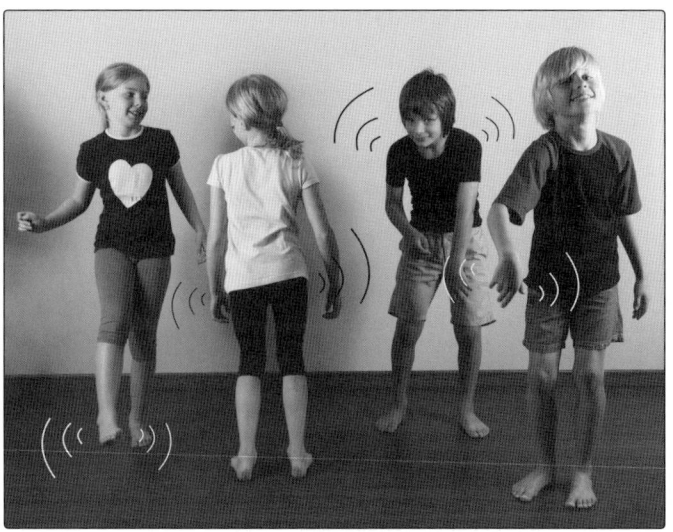

„Halte dein Gleichgewicht! Mit dem Schütteltier werden verschiedene Körperteile kräftig durchgeschüttelt."

Die Kinder stehen. Erzählen Sie den Kindern, wie oben beschrieben, vom Schütteltier, und die Kinder schütteln den jeweiligen Körperteil kräftig aus.

„Es springt zuerst an deine rechte / linke Hand und schüttelt diese kräftig durch. Als Nächstes sucht sich das kleine Wesen das rechte/linke Bein aus, kurz danach klebt es an deiner Schulter. Es springt an den Po, an die Arme, an die Füße ..."

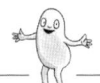

Gummitwist

Ziel | Kräftigung der Beinmuskulatur, Schulung von Koordination und Rhythmus

Tipp | Die kursiv geschriebenen Abschnitte bieten Ihnen eine kindgerechte Rahmenhandlung und Beschreibung der Übung an.

Handlung | *Du spielst Gummitwist mit deinen Freunden.*

So geht es

Die Kinder stehen und stellen sich zwei parallel liegende Linien auf dem Boden vor. Mit dem Zauberspruch *„Ene Mene Hinkelstein – die Linien sollen mein Gummitwist sein"* hat jedes Kind einen imaginären Gummitwist vor sich.
Sie oder ein Kind zeigen eine Hüpfvariante mit oder ohne Mitsprechreim.
Die übrigen Kinder springen die Hüpfvariante mit dem eigenen Gummitwist nach.

„Stell dir deinen Gummitwist mal höher, breiter, schmaler vor."

Beispiel für einen Mitsprechreim:
„In der Hexenküche geht es lustig zu!"

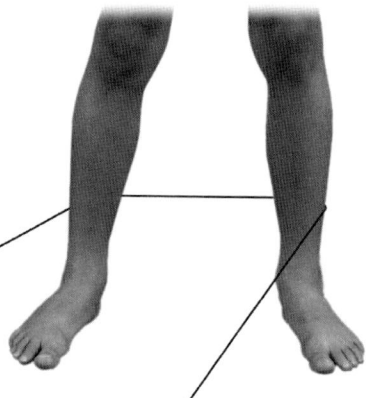

In der Hexenküche geht es lustig zu!

Ziel | Kräftigung der Bein- und Rumpfmuskulatur

Tipp | Die kursiv geschriebenen Abschnitte bieten Ihnen eine kindgerechte Rahmenhandlung und Beschreibung der Übung an.

Handlung | *Ein schwerer Stein muss mit Hilfe eines Seils verschoben werden.*

So geht es

Die Kinder ziehen mit großem Körpereinsatz ein imaginäres, unendlich langes Seil zu sich heran. Sie achten darauf, dass die Hand das Seil möglichst weit nach hinten zieht.

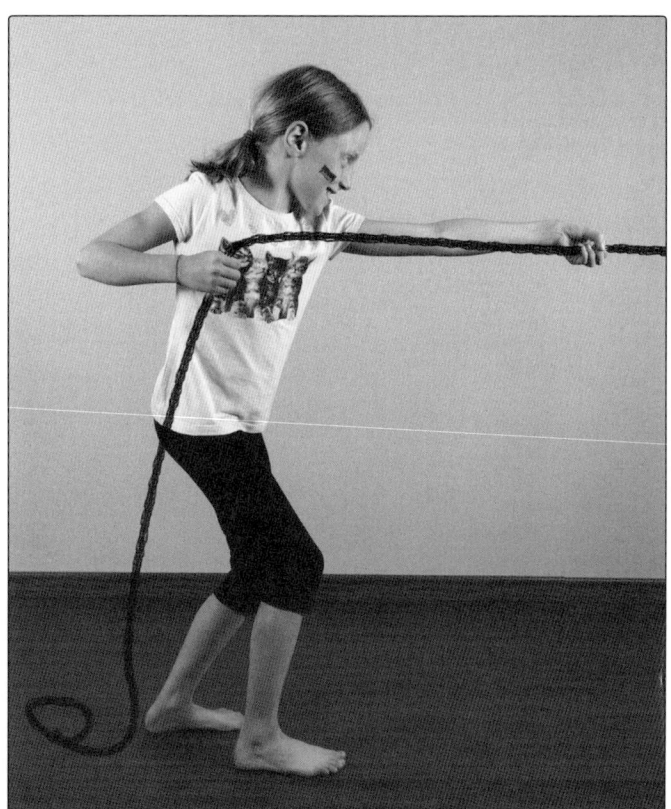

Mit deutlichem Körper-Einsatz wird das imaginäre Tau herangezogen.

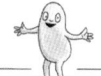

Körper-ABC

Ziel	Schulung des Gleichgewichts und der Körperwahrnehmung
Tipp	Die kursiv geschriebenen Abschnitte bieten Ihnen eine kindgerechte Rahmenhandlung und Beschreibung der Übung an.
Handlung	*Du verwandelst dich in verschiedene Buchstaben.*

So geht es

Die Kinder bilden mit Ihrem Körper folgende Buchstaben nach:

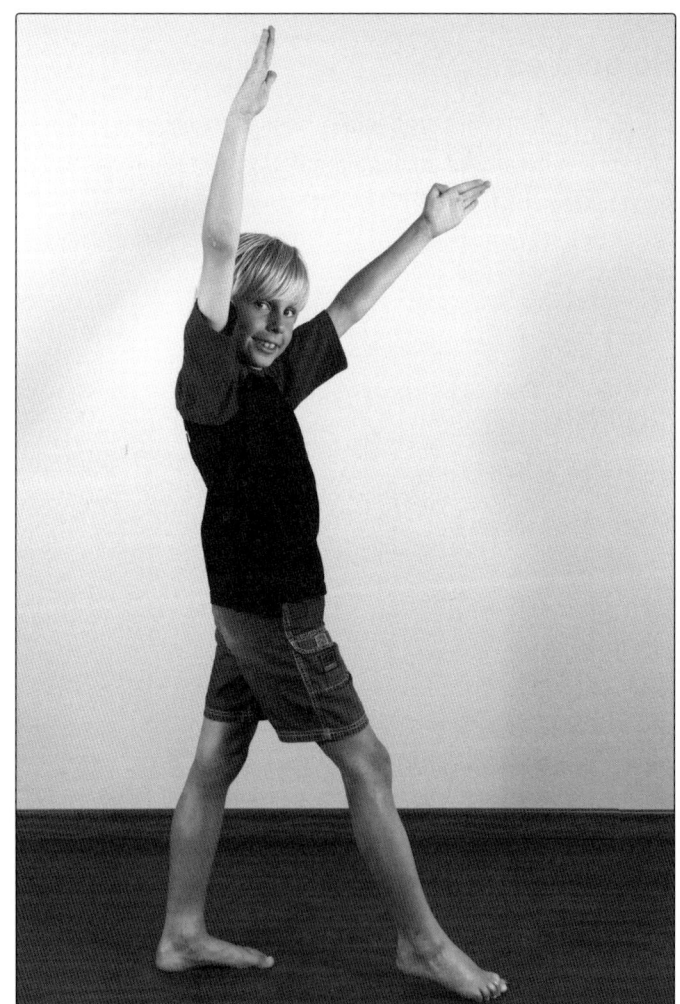

Das K

Der gesamte Körper mit Armen und Beinen bilden das große K.

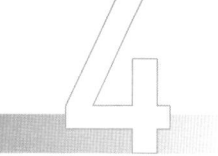

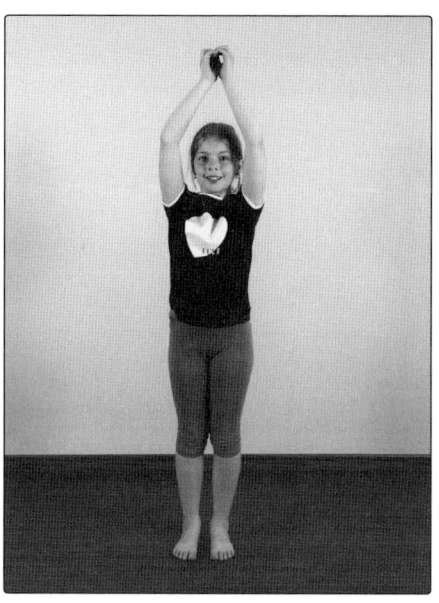

Das I

Das I zeigt der Körper mit gestreckten Armen und Beinen.

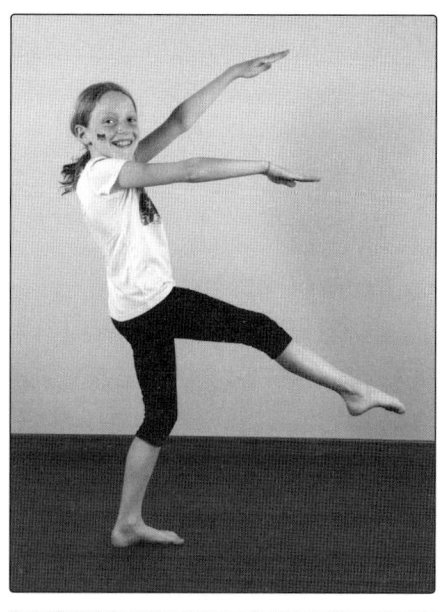

Das E

Den Körper von der Seite betrachtet, mit einem Bein und zwei Armen nach vorne gestreckt, zeigt das E.

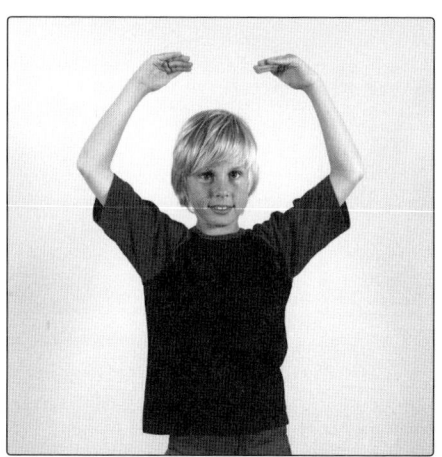

Das O

Das große O formen Schultern und Arme.

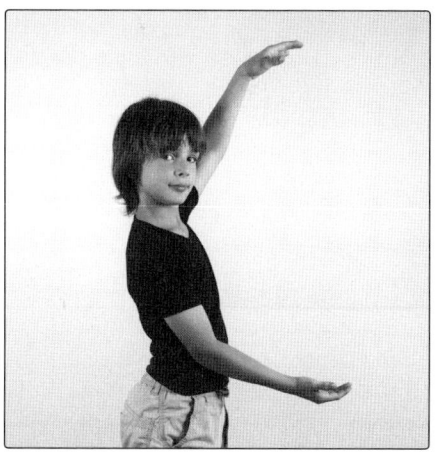

Das C

Zwei Arme, verbunden mit dem Körper, bilden ein großes C.

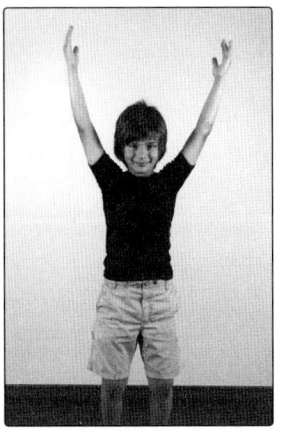

Das V

Das V bilden Arme
und Schultern.

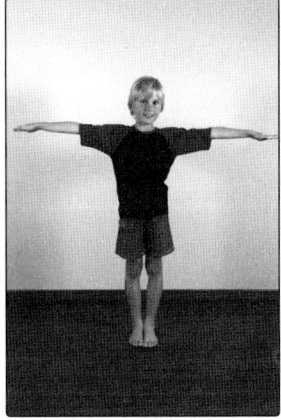

Das T

Die Arme auf Schulterhöhe
zur Seite gestreckt, zeigen
das große T.

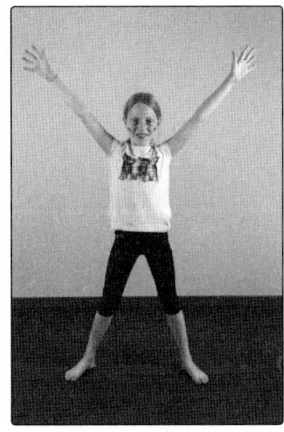

Das X

Der gesamte Körper mit
Armen und Beinen zeigt
das X.

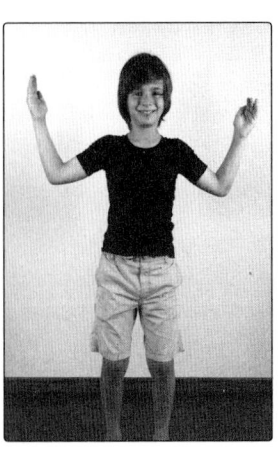

Das W

Arme, Schultern und Kopf
stellen das W dar.

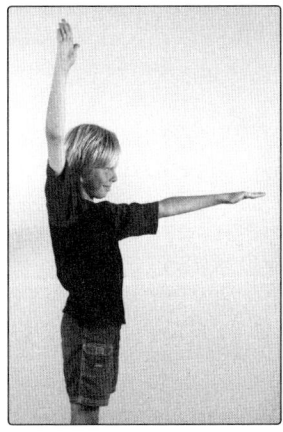

Das L

Mit einem nach oben
gestreckten und einem nach
vorne gestrecktem Arm
wird das L gebildet.

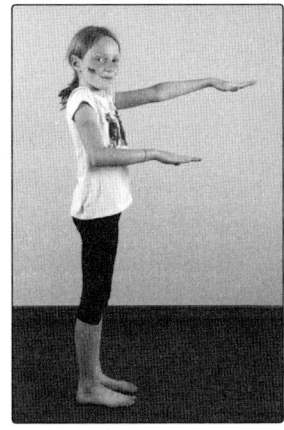

Das F

Das F bildet der Körper von
der Seite mit den Armen.

Rakete
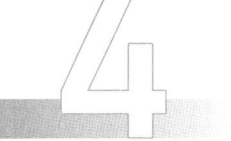

Ziel | Kräftigung und Koordination der Bein- und Armmuskulatur,
Beweglichkeit der Wirbelsäule und des Schultergürtels

Tipp | Die kursiv geschriebenen Abschnitte bieten Ihnen
eine kindgerechte Rahmenhandlung und Beschreibung
der Übung an.

Handlung | *Ein Spaceshuttle wird mit Hilfe von Trägerraketen
in den Weltraum gebracht.*

So geht es

„Mache dich startklar!"

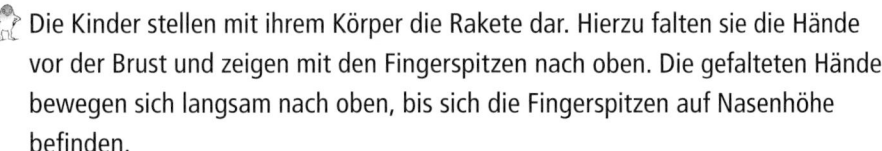 Die Kinder stellen mit ihrem Körper die Rakete dar. Hierzu falten sie die Hände
vor der Brust und zeigen mit den Fingerspitzen nach oben. Die gefalteten Hände
bewegen sich langsam nach oben, bis sich die Fingerspitzen auf Nasenhöhe
befinden.

„Deine Rakete startet gegen die Schwerkraft in Richtung Weltraum."

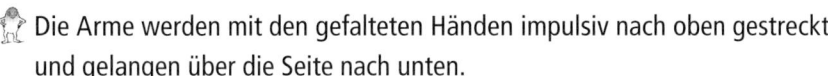 Die Arme werden mit den gefalteten Händen impulsiv nach oben gestreckt
und gelangen über die Seite nach unten.

„Die Trägerraketen fallen ab und schweben im Weltraum."

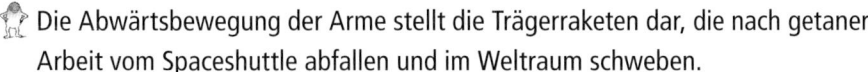 Die Abwärtsbewegung der Arme stellt die Trägerraketen dar, die nach getaner
Arbeit vom Spaceshuttle abfallen und im Weltraum schweben.

Variante

Die Kinder begeben sich vor dem Start der Rakete in eine leichte Hocke und
springen mit dem Start nach oben ab. Die Abwärtsbewegung der Arme können
die Kinder mit einer Oberköperdrehung nach rechts oder links kombinieren.

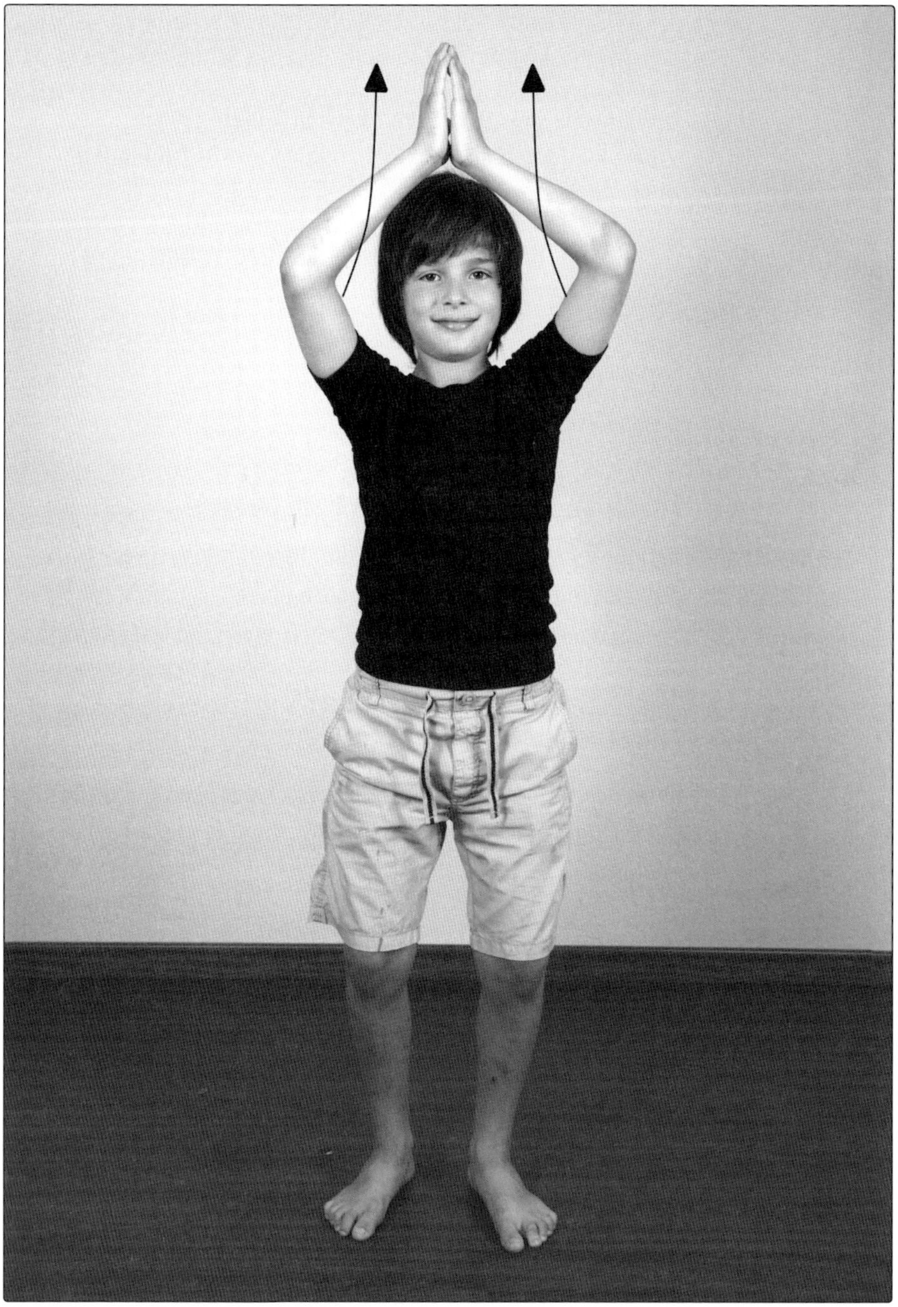

Beim Start der Rakete strecken sich die Arme mit den gefalteten Händen impulsiv nach oben.

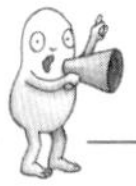

Ziel | Beweglichkeit des Schultergürtels und des Rumpfs, Dehnung und Koordination der Schultermuskulatur

Tipp | Die kursiv geschriebenen Abschnitte bieten Ihnen eine kindgerechte Rahmenhandlung und Beschreibung der Übung an.

Handlung | *Ein kräftiger Wind treibt die Windflügel der Windmühle an.*

So geht es

Im Stand und mit den gestreckten Armen führen die Kinder Armkreise nach hinten durch, die Armkreise verlaufen rechts und links gleichzeitig.

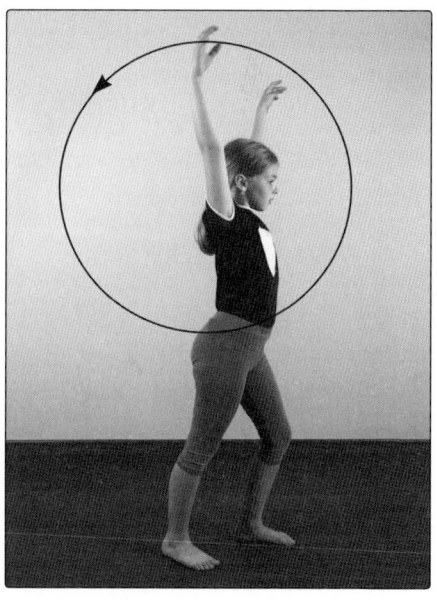

Variante

🧍 Armkreise nach hinten rechts bzw. links im Wechsel mit Drehung des Oberköpers zur rotierenden Seite.

🧍 Armkreis rechts nach vorne und links nach hinten (rechts und links wechseln die Richtungen).

Während der Armkreise die Arme im Ellbogen strecken und Finger strecken und spreizen.

Wasserpflanze

Ziel | Koordination, Kräftigung und Beweglichkeit des
Schultergürtels und des Rumpfs

Tipp | Die kursiv geschriebenen Abschnitte bieten Ihnen eine
kindgerechte Handlung und Beschreibung der Übung an.

Handlung | *Die Wasserpflanze mit ihren Pflanzenarmen wird von
der Wellenbewegung des Meeres hin und her bewegt.*

So geht es

Die Kinder breiten ihre (Pflanzen-)Arme auf Schulterhöhe zur Seite aus.
Die Arme bewegen sich fließend und langsam vom Ellbogengelenk
ausgehend ein wenig nach oben und unten.

„Das Wasser spielt mit der Wasserpflanze und treibt sie hin und her."

Zusätzlich werden die schlängelnden Armbewegungen mit weichen
Rumpfbewegungen zur Seite, nach vorne und hinten unterstützt.

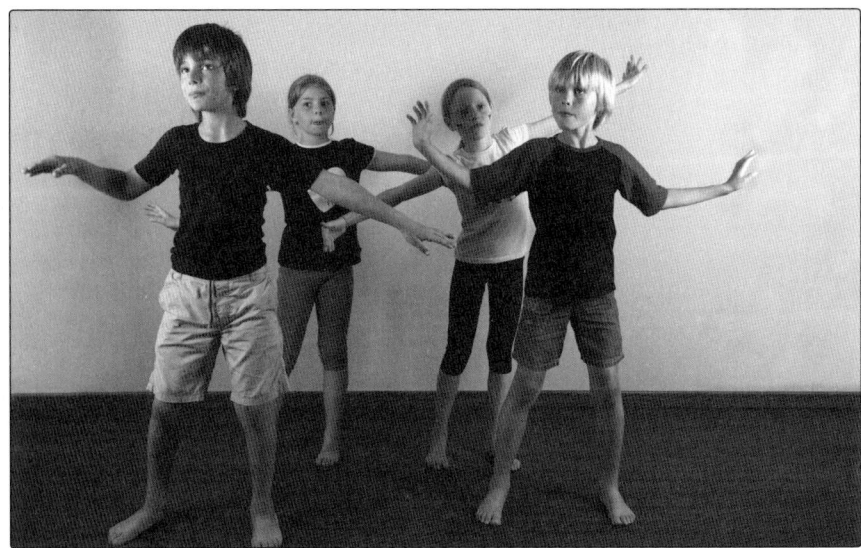

Mit weichen schlängelnden Bewegungen von Armen und Rumpf
imitieren die Kinder Wasserpflanzen

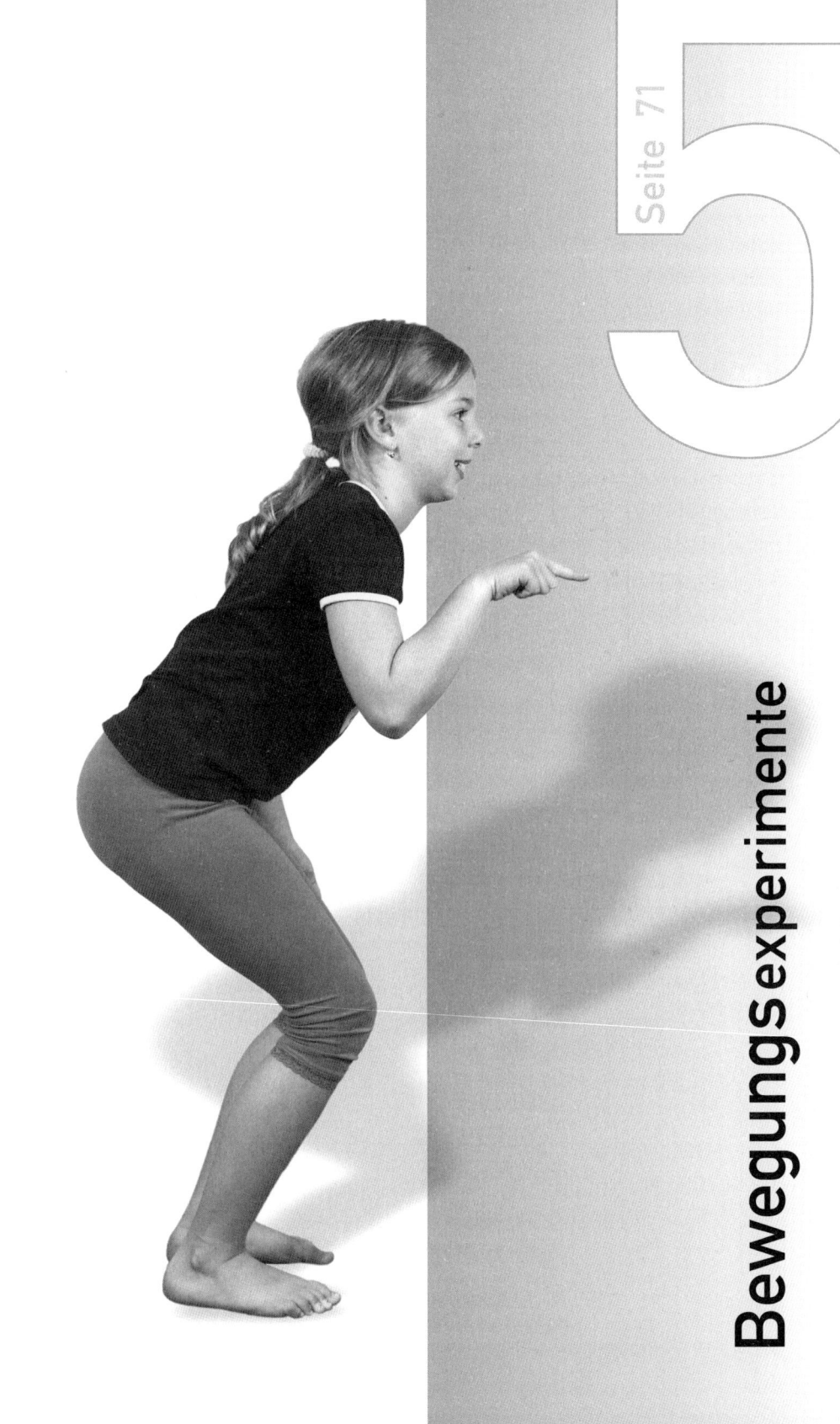

Bewegungsexperimente

Was der Mensch
so täglich macht ...

Die hier vorgestellten Übungen eignen sich, um Kinder für alltägliches Bewegungs-
verhalten wie Sitzen, Aufstehen-Hinsetzen, Bücken-Heben-Tragen und Stehen-
Gehen zu sensibilisieren. Mit den Übungen greifen Sie einzelne Elemente der
komplexen Bewegungsmuster heraus, um damit zu spielen und zu experimentieren.

Ein Großteil der Übungen wird den Kindern mit einem Bild oder mit Hilfe einer
Geschichte vermittelt. Bei älteren Kindern können Sie das Bild abstrakt, ohne
Ausschmückung verwenden. Bei den jüngeren Kindern sollten Sie eine kleine,
fantasievolle Geschichte dazu erzählen. Der Vorteil von Bildern in Bezug auf
Bewegung ist, dass daraus ein klarer Bewegungsauftrag für die Kinder folgt.
Lange Erklärungen sind überflüssig. Mit Hilfe der Bilder fällt es den Kindern leichter,
die Übung umzusetzen und sie sich zu merken.

Die folgenden Übungen teilen sich auf in:

▸▸ Bewegungsexperimente rund ums **Sitzen** (S. 73–77)

▸▸ Bewegungsexperimente rund ums **Aufstehen** und **Hinsetzen** (S. 78–83)

▸▸ Bewegungsexperimente rund ums **Bücken**, **Heben** und **Tragen** (S. 84–87)

▸▸ Bewegungsexperimente rund ums **Gehen** und **Stehen** (S. 88–95)

Katzenabenteuer

Ziel | Differenzierung der Körperhaltung im Sitzen

Tipp | Die kursiv geschriebenen Absätze bieten Ihnen eine kindgerechte Beschreibung der Handlung bzw. Erklärung der Übung an.

Handlung | *Die Schüler stellen sich vor, dass sie eine schlafende Katze sind. Im Traum fängt die Katze dicke Mäuse. Da bekommt die Katze Hunger und wacht auf. Entspannt räkelt und streckt sie sich. Als die Katze richtig wach ist, macht sie sich auf zur Mäusejagd. Dabei begegnet die mutige Katze einem Hund. Mit einem „Katzenbuckel" zeigt sie dem Hund, wie groß sie ist. Der Hund läuft weg. Zufrieden streckt sich und entspannt sich die Katze. Plötzlich steht der Hund wieder vor ihr ...*

So geht es

Sie erzählen die Geschichte. Pantomimisch spielen die Kinder die Katze nach.
Sie schläft, bekommt Hunger und räkelt sich nach dem Aufwachen.
Wenig später begegnet die Katze dem Hund.
Dabei sitzen die Kinder auf der vorderen Hälfte der Sitzfläche.

Bewegungselemente zur Geschichte:

Die Katze streckt sich und räkelt sich →
Die Arme und der Oberkörper werden nach oben vorne gestreckt.

Die Katze trifft einen Hund (Katzenbuckel) und zeigt ihm wie mutig sie ist →
Die Wirbelsäule krümmen.

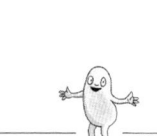

Vertiefung

Während dem Übungsablauf merken Sie sich ein Kind mit guter Wirbelsäulenbeweglichkeit. An diesem Kind verdeutlichen Sie die Wirbelsäulenbeweglichkeit der Katzen/Kinder. Hierzu betonen Sie die Form des Rückens und die Länge des Bauchs durch entlangstreifen am Rücken bzw. Bauch mit der Hand. Die Kinder beobachten, wie sich das Aussehen von Rücken und Bauch verändert:

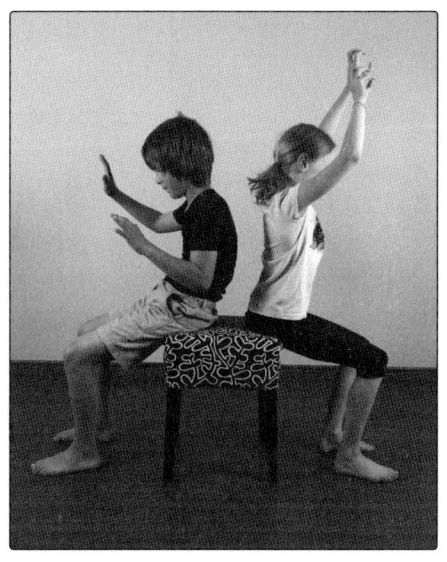

Abwechselnd krümmt und streckt sich die Wirbelsäule der Kinder – arbeiten mit Gegensätzen, um die Kinder für die krumme und aufrechte Körperhaltung zu sensibilisieren

Katze trifft Hund → **Der Rücken ist krumm. Der Bauch ist kurz.**
Katze streckt sich → **Der Rücken ist lang/gestreckt. Der Bauch ist lang**.

Die Kinder spüren den Zusammenhang vom langen Bauch und gestreckten Rücken bzw. kurzen Bauch und krummen Rücken bei sich selbst. Die Augen können dabei geschlossen werden.

Variation

Lassen Sie die Übung in Partnerarbeit durchführen.

Katzen-Sitzbuggy

Ziel | Sensibilisieren der Kinder für unterschiedliche
Körperhaltungen im Sitzen

Tipp | Die kursiv geschriebenen Absätze bieten Ihnen
eine kindgerechte Beschreibung der Handlung
bzw. Erklärung der Übung an.

Handlung | *Kann eine Katze auf dem Stuhl sitzen?*
Natürlich, und sie tanzt dann einen Katzen-Sitzbuggy!

So geht es

Die sitzenden Katzen / Kinder lassen
ihre Pfoten/Arme locker neben dem
Körper hängen. Sie sprechen den Text
zum Katzen-Sitzbuggy und führen die
beschriebenen Bewegungen dazu
aus. Die Kinder machen diese nach.

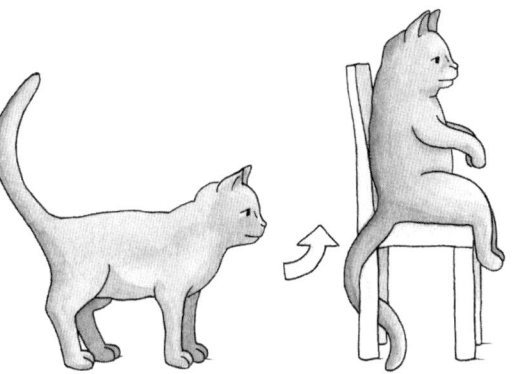

Katzen-Sitzbuggy

„Schau, genau!"   Drehung mit dem Oberkörper nach rechts
und Arme dabei anwinkeln (Henkelstellung).
Ebenso nach links.

„Schau, sei schlau!"   Drehung mit dem Oberkörper nach rechts und
mit rechter Hand auf Sitzfläche stützen. Ebenso
nach links.

„Reck dich!"   Die Hände kreisen umeinander und bewegen
sich dabei nach oben. Mit einem Halbkreis nach
hinten die Hände nach unten führen.

„Streck dich!"   Wiederholung, siehe *„Reck dich!"*

„Komm und versteck dich!"   Katzenbuckel und Arme nach innen führen.

Popo-Wettlauf

Ziel | Dynamik der Sitzhaltung verdeutlichen

So geht es

Die Kinder sitzen mit aufrechtem Oberkörper frei auf der vorderen Stuhlkante.
Gewicht leicht auf die rechte Gesäßhälfte verlagern und linke Gesäßseite nach
hinten schieben. Dann Gewicht auf linke Seite verlagern und rechte Seite nach
hinten schieben. Wenn der Po hinten an der Lehne angekommen ist, darf er
nach vorne laufen usw.

Variante

Auf den Oberschenkel der nach vorne oder hinten schiebenden Gesäßseite
klatschen und dann nach vorne oder hinten schieben.

Schraube

Ziel | Dynamik der Sitzhaltung verdeutlichen

Tipp | Die kursiv geschriebenen Absätze bieten Ihnen eine kindgerechte Beschreibung der Handlung bzw. Erklärung der Übung an.

Handlung | *Deine sich immer wieder drehende, aufrechte Wirbelsäule stellt eine Schraube mit ihrem Gewinde dar.*

So geht es

Die Kinder sitzen aktiv und aufrecht auf der vorderen Hälfte der Sitzfläche. Sie überschlagen die Beine, indem sie den rechten seitlichen Unterschenkel auf dem linken Oberschenkel ablegen. Mit der linken Handfläche stützen sie sich neben oder hinter ihrer linken Hüfte ab. Der rechte Arm leitet nun die Schraubbewegung ein: Er wird nach rechts oben mit einer Drehbewegung in der Wirbelsäule bewegt.

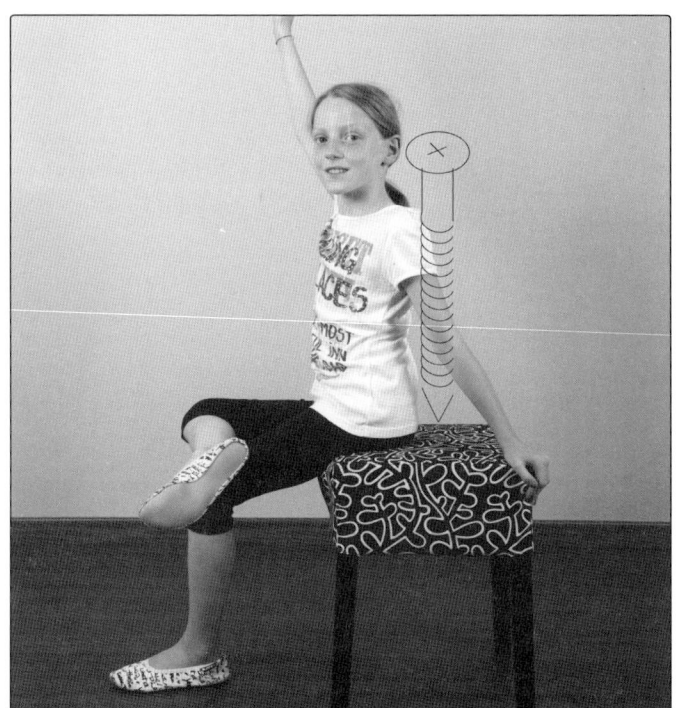

Oben angekommen, senkt sich der Arm wieder nach links unten und schraubt sich erneut nach rechts oben. Danach erfolgt ein Seitenwechsel.

Durch die Armbewegung entsteht eine gegenläufige Bewegung von Becken und Schultergürtel. Es kommt zur Verwringung der Wirbelsäule.

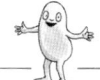

Gefriertruhe

Ziel | Stabilisierung und Kräftigung des Rumpfes

Tipp | Die kursiv geschriebenen Absätze bieten Ihnen
eine kindgerechte Beschreibung der Handlung
bzw. Erklärung der Übung an.

Handlung | *Du stellst dir vor, deine bewegliche Wirbelsäule ist*
eingefroren. Die unbewegliche, eingefrorene Wirbelsäule
kannst du nur noch wie einen starren Mast bewegen. Wenn
dein Bauch dabei lang bleibt, führst du die Übung richtig aus!

So geht es

Was kann ein Kind mit seinem Oberkörper machen, wenn die Wirbelsäule ein-
gefroren ist? Die Kinder probieren die verbleibenden Bewegungsmöglichkeiten aus.
Sie greifen einzelne Bewegungsideen der Kinder auf, und alle machen die
Bewegung nach.

Schiff auf hoher See

Ziel | Rumpfdynamik mit stabilem Oberkörper erarbeiten

Tipp | Die kursiv geschriebenen Absätze bieten Ihnen eine kindgerechte Beschreibung der Handlung bzw. Erklärung der Übung an.

Handlung | *In deiner Vorstellung bist du ein Segelschiff auf dem großen, weiten Meer. Deine Beine und das Becken sind der Schiffsrumpf, die Wirbelsäule der Mast, und deine Arme sind das Segel. Das Schiff schaukelt auf dem Meer mit normalem Wellengang – Wind kommt auf – Segel setzen – Wind und Wellen werden stärker – das Segelschiff kentert usw.*

So geht es

Die Kinder sitzen aktiv und aufrecht auf der vorderen Hälfte der Sitzfläche. Die Füße haben Bodenkontakt und fallen mit den Knien locker nach außen.

Wellengang

Rumpf nach rechts und links aufrecht hin- und herbewegen.

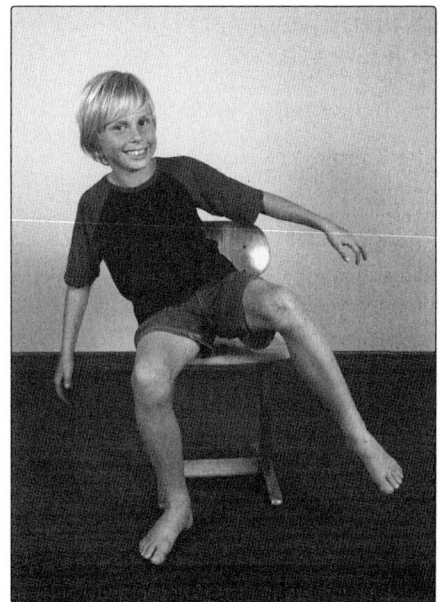

Wellengang – der aufrechte Rumpf schaukelt je nach Windstärke mehr oder weniger hin und her.

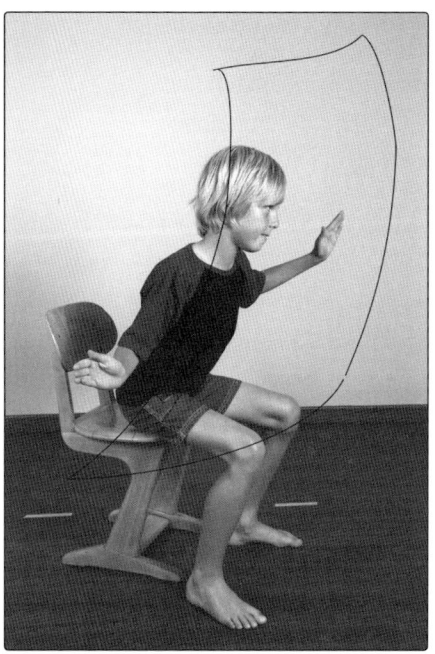

Segel setzen – die gezeigte Armstellung imitiert das Segel und unterstützt die Aufrichtung des Oberkörpers.

Segel setzen

Den einen Arm in Schulterhöhe abspreizen und im Ellbogen im rechten Winkel nach oben beugen. Den anderen Arm locker fallen lassen und ebenfalls den Ellbogen im rechten Winkel beugen.

Wind bläst

Das Windgeräusch imitieren und dabei mit aufrechtem und stabilem Oberkörper nach vorne und hinten schwanken.

Starker Wind

Die Rumpfbewegung durch Schwingen der Arme nach vorne verstärken.

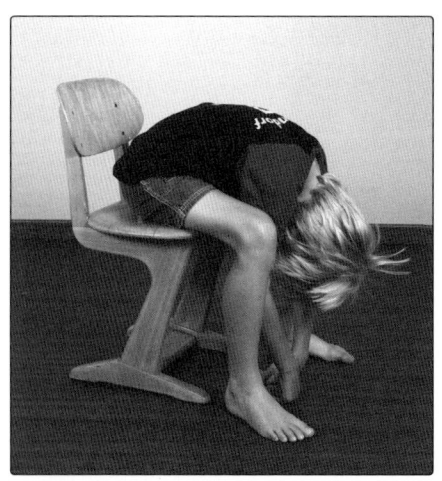

Schiff kentert – entspannt liegt der Oberkörper zwischen den Oberschenkeln

Schiff kentert

Den Oberkörper auf oder zwischen die Oberschenkel fallen lassen. Die Arme fallen seitlich nach unten.

Ziel | Verlagern des Körperschwerpunkts über die Unterstützungsfläche der Füße

Tipp | Die kursiv geschriebenen Absätze bieten Ihnen eine kindgerechte Beschreibung der Handlung bzw. Erklärung der Übung an.

Handlung | *Auf einem weichen Boden bewegen sich die runden Kufen des Schaukelstuhls lautlos hin und her.*

So geht es

Die Kinder sitzen, ihre Füße werden etwas unter der Sitzfläche abgestellt. Das Vor- und Rückwärtsschaukeln imitieren die Kinder durch folgenden Bewegungsablauf: Der aufrechte Oberkörper bewegt sich so weit mit langem Bauch nach vorne, bis das Gesäß über der Sitzfläche schwebt. Dann die Bewegung nach hinten einleiten und den Oberkörper leicht gebeugt nach hinten bewegen. Die Oberkörperbewegung wird durch ein rhythmisches Schwingen beider Arme seitlich neben dem Oberkörper unterstützt.

Variation

Die Schaukelbewegung bei einem vereinbarten Signal, z.B. „Klatschen" einfrieren und in der Stellung verharren.

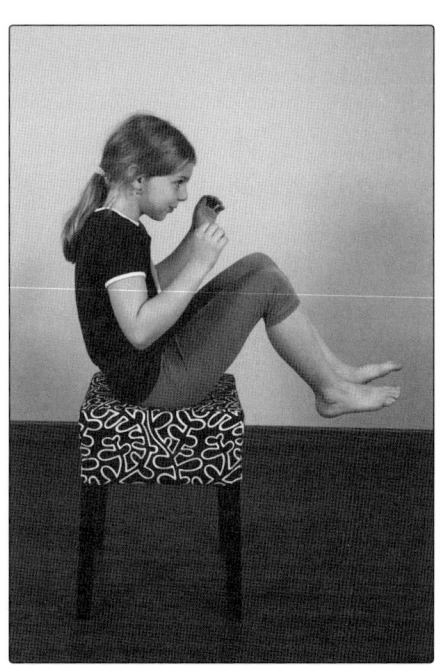

Bei der Schaukelbewegung nach hinten den Oberkörper leicht beugen. Beim Vorwärtsschaukeln den Oberkörper strecken und den Po kurz abheben.

Mixer

Ziele | Erarbeiten der Rumpfdynamik mit stabilem Oberkörper, Verlagern des Körperschwerpunkts über die Unterstützungsfläche der Füße

Tipp | Die kursiv geschriebenen Absätze bieten Ihnen eine kindgerechte Beschreibung der Handlung bzw. Erklärung der Übung an.

Handlung | *Ein elektrischer Handmixer schlägt Schlagsahne.*

So geht es

Die Kinder sitzen, ihre Füße werden etwas unter der Sitzfläche abgestellt. Die Kinder bewegen den stabilisierten, aufrechten Oberkörper kreisend über dem Becken. Den vorderen Halbkreis mit Schwung betonen. Mit Hilfe des Schwungs vom Oberkörper den Po während des vorderen Halbkreises von der Sitzfläche abheben.

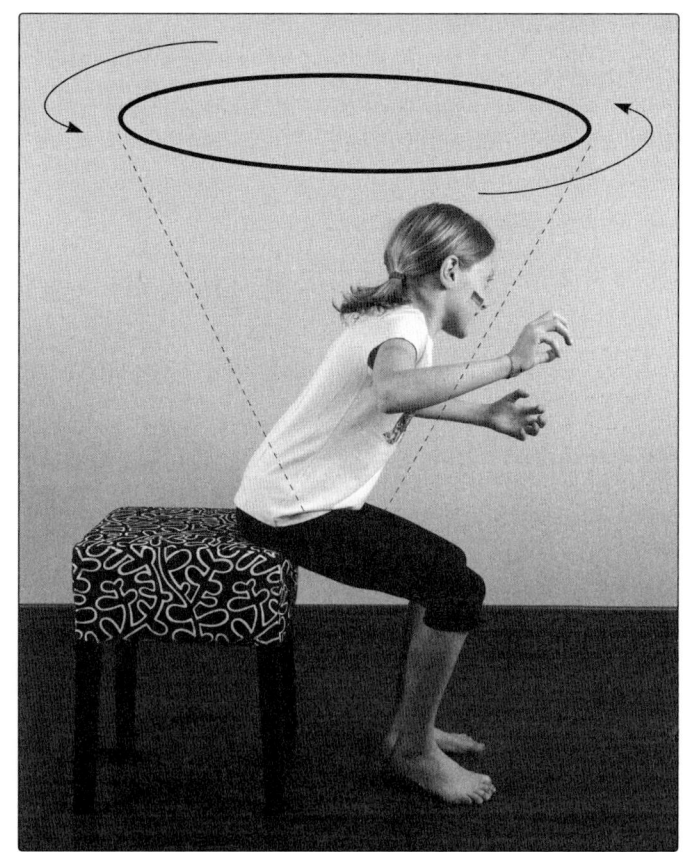

Schwungvoll kreist der aufrechte Oberkörper über dem Becken

Robot-Buggy

Ziel | Verlagerung des Körperschwerpunkts über die Füße

Tipp | Die kursiv geschriebenen Absätze bieten Ihnen eine kindgerechte Beschreibung der Handlung bzw. Erklärung der Übung an.

Handlung | *Auch Roboter wollen nach einem langen Arbeitstag eine Pause machen. Zum Entspannen tanzen sie einen flotten Robot-Buggy.*

So geht es

Die Kinder bewegen den Oberkörper gleichmäßig nach vorne und hinten. Je nach Alter der Kinder wird die Oberkörperbewegung mit Arm- und/oder Beinbewegungen kombiniert.

Beinbewegungen

Bei der Bewegung des Oberkörpers nach hinten werden die Beine in unterschiedliche Positionen gebracht:

- Schrittstellung (im Wechsel rechts hinten und links vorne und umgekehrt)
- große und kleine Grätsche
- Stampfen bei der Vorbewegung des Oberkörpers

Armbewegungen

Bei der Bewegung des Oberkörpers nach vorne werden die Arme unterschiedlich mitbewegt. Die Armbewegungen können mit Klatschen oder Schnipsen betont werden:

- Arme schwingen beidseitig oder wechselseitig von unten nach vorne
- Arme schwingen beidseitig oder wechselseitig über die Seite nach vorne
- Hände umkreisen sich und bewegen sich dabei nach vorne und wieder zurück.

Die Bandschis® fahren Aufzug

Ziel | Sensibilisieren der Kinder für dynamische Beinarbeit
beim Bücken

Tipp | Die kursiv geschriebenen Absätze bieten Ihnen
eine kindgerechte Beschreibung der Handlung
bzw. Erklärung der Übung an.

Handlung | *Du bist ein mehrstöckiges Haus mit einem Aufzug.
Die Bandschis fahren vom Keller bis ins oberste Stockwerk
mit dem Aufzug. Weiter geht es ins Erdgeschoß ...*

So geht es

Sie legen mit den Kindern fest, wie viele Stockwerke das Haus mit dem Keller
und dem Erdgeschoß haben soll, z.B. drei Stockwerke. Der Aufzug mit den
Bandschis wird von den Kindern gespielt. Die Kinder stehen und beugen die
Hüft- und Kniegelenke so viel, dass der Oberkörper aufrecht nach vorne geneigt ist.

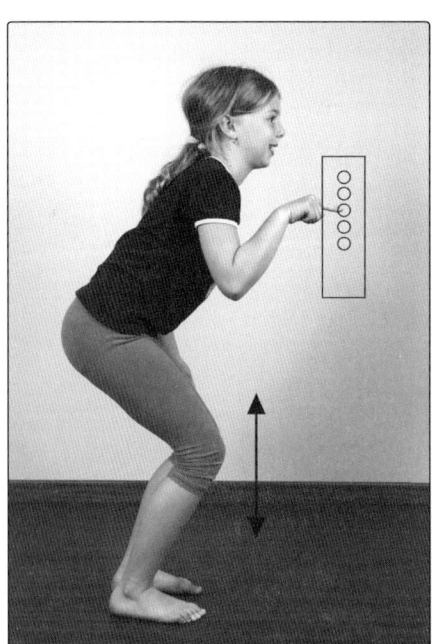

Pantomimisch drücken Sie den Knopf
des Aufzugs und teilen der Gruppe
mit, wohin der Aufzug fährt.
Durch maximale Beugung der Knie-
und Hüftgelenke fahren alle bis in
den Keller. Dann geht die Fahrt weiter
ins Erdgeschoß, in den 2., 3. Stock.
Dazu werden die Hüft- und Kniegelenke
jeweils unterschiedlich gebeugt.
Als Pause können die Kinder pantomimisch aus dem Aufzug aussteigen
und wieder einsteigen. Weiter geht
die Fahrt!

Die dynamische Beinarbeit
nach oben und unten imitiert
die Bewegungen des Aufzugs.

Pferd und Wagen

Ziel | Sensibilisieren der Kinder für das bandschi-freundliche Bewegungsmuster Bücken

Tipp | Die kursiv geschriebenen Absätze bieten Ihnen eine kindgerechte Beschreibung der Handlung bzw. Erklärung der Übung an.

Handlung | *Ein Pferd zieht einen Wagen hinter sich her.*

So geht es

Die Kinder stehen paarweise. Kind 2 (Wagen) steht hinter Kind 1 (Pferd) und hält sich mit beiden Händen rechts und links an den vorderen Beckenknochen von Kind 1 fest. Das Pferd (Kind 1) hat die Aufgabe, den Wagen (Kind 2) zu ziehen. Das Gespann bewegt sich dabei nicht von der Stelle. Das Pferd kann unterschiedliche Gangarten ausführen (Schritt, Trab, Galopp). Je nach Gangart vom Pferd muss Kind 2 als Wagen mehr oder weniger Körpergewicht einsetzen, damit Pferd und Wagen auf der Stelle stehen bleiben.

Achtung: Kind 2 (Wagen) darf seinen Vordermann (Kind 1/Pferd) nur loslassen, wenn dieser sich nicht mehr fortbewegt! Der Bauch soll bei Pferd und Wagen lang bleiben!

Pferd und Wagen. Je nach Gangart vom Pferd muss Kind 2 als Wagen mehr oder weniger Körpergewicht einsetzen.

Das Uhrenpendel

Ziel | Sensibilisierung der Kinder für dynamische Beinarbeit und das Bewegungsmuster beim Bücken

Tipp | Die kursiv geschriebenen Absätze bieten Ihnen eine kindgerechte Beschreibung der Handlung bzw. Erklärung der Übung an.

Handlung | *Das schwere, lange Pendel einer alten Uhr bewegt sich gleichmäßig hin und her. Deine Arme stellen das Pendel der Uhr dar.*

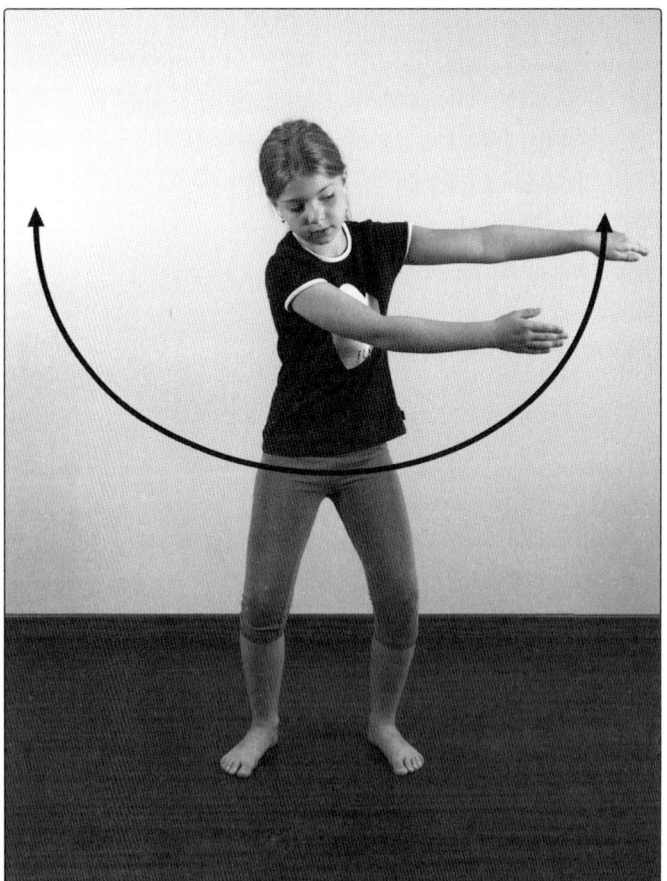

So geht es

Die Kinder stehen und beugen die Hüft- und Kniegelenke so, dass sich der Oberkörper aufrecht nach vorne neigt. So können sich die Arme als Uhrenpendel frei vor dem Oberkörper bewegen.

Mit einem nach vorne geneigten aufrechten Oberkörper können die Arme wie ein Uhrenpendel schwingen.

Folgende Pendelbewegungen sind möglich:

 Beide Arme bewegen sich gleichzeitig von rechts nach links bis in die Horizontale. Die Armbewegung durch eine Federbewegung in den Beinen unterstützen.

 Die Pendelbewegung beider Arme geht von innen nach außen bis in die Horizontale. Die Armbewegung durch eine Federbewegung in den Beinen unterstützen.

 Beide Varianten der Pendelbewegung als gesamte Kreisbewegung ausführen.

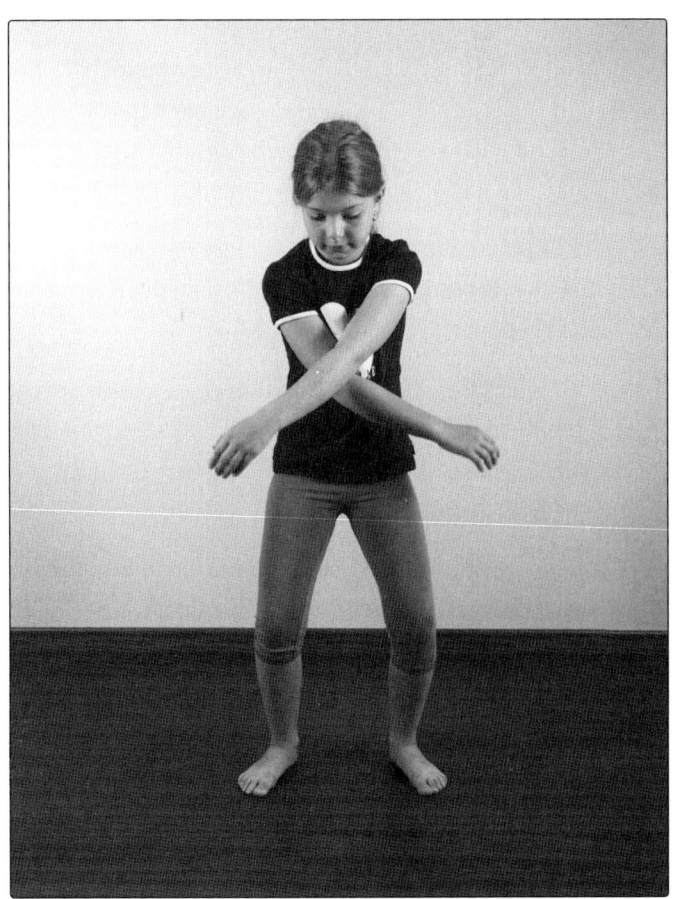

Die Pendel bewegen sich nach außen und kreuzen vor der Körpermitte.

Menschenspuren

Ziel | Wahrnehmen der Füße und der Belastung der Füße

Tipp | Die kursiv geschriebenen Absätze bieten Ihnen
eine kindgerechte Beschreibung der Handlung
bzw. Erklärung der Übung an.

Material | Kopiervorlage „Menschenspuren" (S. 151)

So geht es

Was macht der Fuß im Schuh?
Ist er faul, oder hat er viel zu tun?

Die genaue Beobachtung des Fußes bei seiner Arbeit hilft, das Bewusstsein
für die Füße zu erweitern. Sie können dazu die Kopiervorlage verwenden.
Auf der Kopiervorlage sind Begriffe wie Vorfuß, Ferse, Zehen, Fußaußen-
und Fußinnenkante zur Orientierung vermerkt.

Mit geschlossenen Augen stehen die Kinder mit hüftbreiten Beinen.
Jedes Kind achtet besonders auf die Belastung der Fußsohlen und die
Reaktionen der Zehen und des Fußes.

Das Gewicht des Körpers langsam nach vorne und hinten verlagern.
Bei Belastung nach vorne wird die Aufmerksamkeit auf den Vorfuß und
die Zehen gelenkt. Bei der hinteren Belastung ist die Ferse besser wahrzunehmen. Schlussposition ist die Belastung der Fuß-Mitte.

Das Gewicht des Körpers von rechts nach links verlagern.
Schlussposition ist die gleichmäßige Belastung beider Füße in der Mitte
des Fußes.

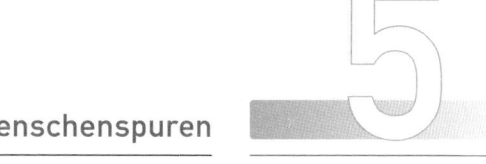

Vertiefung

Was machen die Füße und die Zehen, um das Gleichgewicht zu halten?
Probiere aus:

 einbeinige Belastung des Fußes mit offenen Augen

Einbeinstand rechts / links und Drehung des Körpers nach rechts / links

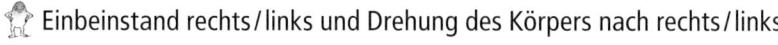

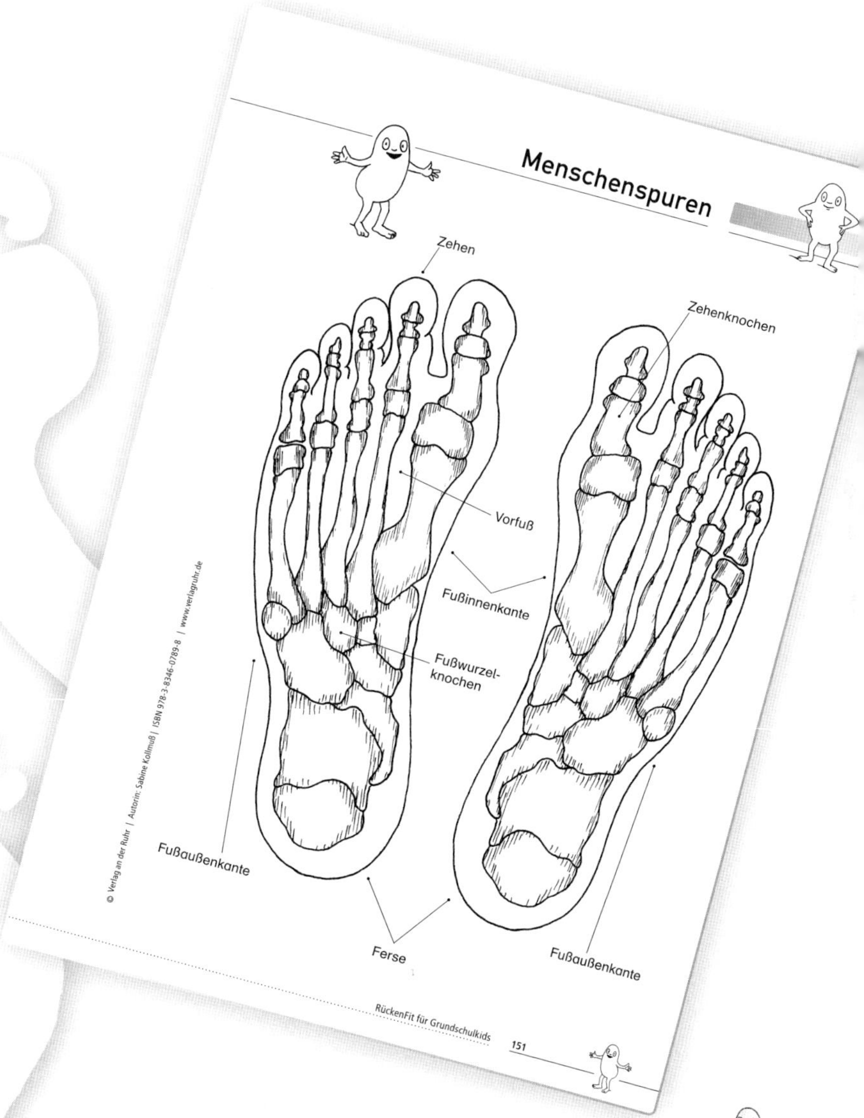

Menschenspuren

Zehen

Zehenknochen

Vorfuß

Fußinnenkante

Fußwurzel-
knochen

Fußaußenkante

Ferse

Fußaußenkante

© Verlag an der Ruhr | Autorin: Sabine Kollmuß | ISBN 978-3-8346-0789-8 | www.verlagruhr.de

RückenFit für Grundschulkids

151

Fußschaukel

Ziel | Wahrnehmen und Koordination der Füße

Tipp | Die kursiv geschriebenen Absätze bieten Ihnen
eine kindgerechte Beschreibung der Handlung
bzw. Erklärung der Übung an.

Handlung | *Deine Fuße sind eine Schaukel und du schaukelst
vor und zurück.*

So geht es

Die Kinder stehen hüftbreit auf beiden Füßen und beugen leicht die Knie. Beim
Schaukeln nach vorne heben die Fersen ab, und das Gewicht kommt kurz auf die
Zehen. Dann die Schaukelbewegung nach hinten einleiten und den Vorfuß und
Zehen abheben. Das Gewicht ist kurzzeitig auf den Fersen. Während der Schaukel-
bewegung der Füße bleiben die Knie gebeugt und der Oberkörper aufrecht.

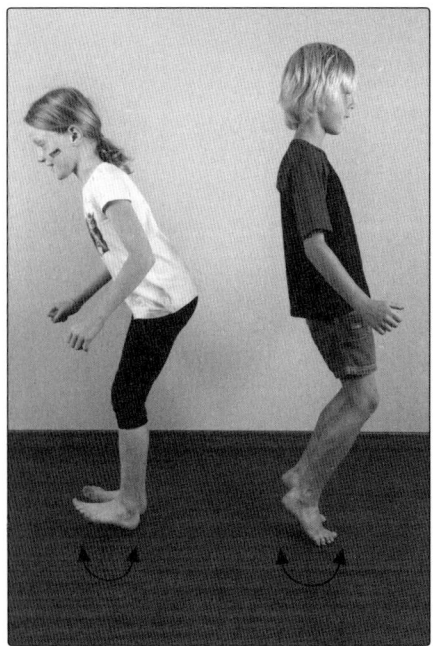

Vertiefung

Rechter und linker Fuß schaukeln
wechselseitig. Rechter Fuß schaukelt
nach vorne, und gleichzeitig schaukelt
der linke Fuß nach hinten und umgekehrt.

Die Schaukelbewegung findet in den
Knie- und Sprunggelenken statt. Der
Oberkörper bleibt aufrecht und stabil.

Fächer

Ziel | Wahrnehmen der Füße und Verbesserung der Beinachse

Tipp | Die kursiv geschriebenen Absätze bieten Ihnen eine kindgerechte Beschreibung der Handlung bzw. Erklärung der Übung an.

Handlung | *Ein Fächer öffnet und schließt sich. Deine Füße stellen den Fächer dar.*

So geht es

Die Kinder sitzen am vorderen Drittel der Sitzfläche in der aktiven Sitzhaltung, ohne die Lehne zu benutzen. Die Fersen der beiden Füße berühren sich, und die Knie fallen locker nach außen. Die Ausgangsstellung beibehaltend, bewegen sich die Füße so weit nach innen, bis sich die Fußsohlen berühren. Mit dieser Bewegung ist der Fächer geschlossen. Wenn sich die Füße nach außen bewegen, öffnet sich der Fächer.

Vertiefung

Die Zehen in die Fußbewegung mit einbeziehen. Der Fächer schließt sich, und die Zehen krallen. Der Fächer öffnet sich, und die Zehen strecken und spreizen sich.

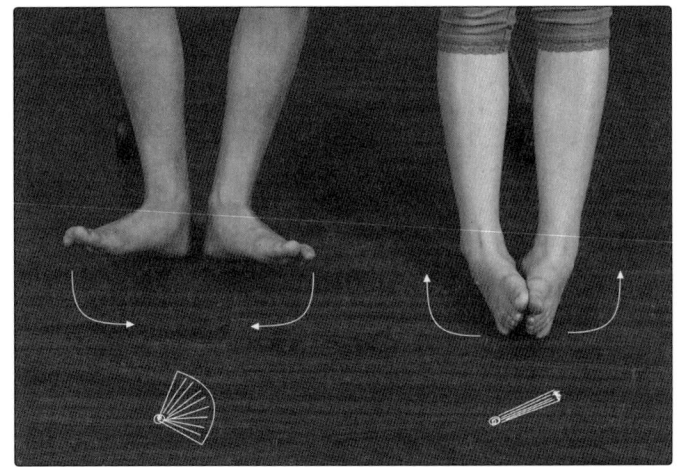

Bei konstantem Fersenkontakt öffnen und schließen die Füße wie ein Fächer.

Kniespiel – angelehnte oder verschlossene Tür

Ziel	Sensibilisierung der Kinder für die Fuß- und Beinachse
Tipp	Die kursiv geschriebenen Absätze bieten Ihnen eine kindgerechte Beschreibung der Handlung bzw. Erklärung der Übung an.
Handlung	*Deine Beine stellen eine Zimmertür dar. Die Knie sind das Schloss der Tür.* **Situation A:** *Die Tür wird kräftig zugeschlagen und fällt ins Schloss. Es weht ein Wind durch das Haus. Trotz Windstoß bleibt die Tür im Schloss. Der Wind kann nicht mit der Tür spielen.* **Situation B:** *Die Tür ist angelehnt, und ein leichter Wind schlägt die Tür immer wieder sanft an den Türrahmen. Der Wind spielt mit der Türe, sie fällt nicht ins Schloss. Sie bewegt sich hin und her.*

So geht es

Die Kinder stehen mit hüftbreiten Beinen und lenken ihre Aufmerksamkeit auf ihre Beine bzw. Knie, die eine Tür mit Schloss darstellen.

Situation A: *Die Tür fällt ins Schloss.* Die Knie werden kräftig durchgestreckt und bleiben in dieser Endstreckung. Trotz Windstoß bleiben die Knie gestreckt. Die Beine sind in dieser Position starr und unbeweglich.

Situation B: *Die Tür ist angelehnt, der Wind spielt mit ihr:* Aus der Endstreckung bewegen die Kinder die Knie ein wenig Richtung Beugung.

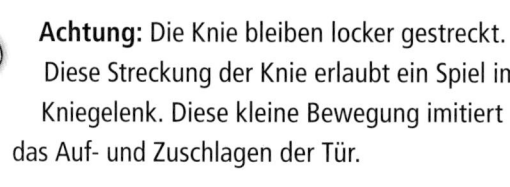

Achtung: Die Knie bleiben locker gestreckt. Diese Streckung der Knie erlaubt ein Spiel im Kniegelenk. Diese kleine Bewegung imitiert das Auf- und Zuschlagen der Tür.

Rollerskaten

Ziel | Schulung der Beinachsen, Verbesserung der Balance und Koordination

Tipp | Die kursiv geschriebenen Absätze bieten Ihnen eine kindgerechte Beschreibung der Handlung bzw. Erklärung der Übung an.

Handlung | *Du möchtest einen Ausflug mit den Rollerskates machen. Bevor deine Tour losgeht, musst du dich aufwärmen.*

So geht es

Die Kinder ahmen pantomimisch den Bewegungsablauf des Rollerskatens nach.

Aufwärmen für Profiskater: Den aufrechten Oberkörper leicht nach vorne neigen.

Standbein links: Linkes Knie leicht beugen. Rechtes Bein nach hinten in die Diagonale zum Abstoß bewegen und gebeugt nach vorne holen usw.

Das Rollerskaten – eine hohe Anforderung an das Gleichgewicht und an die Beinmuskulatur.

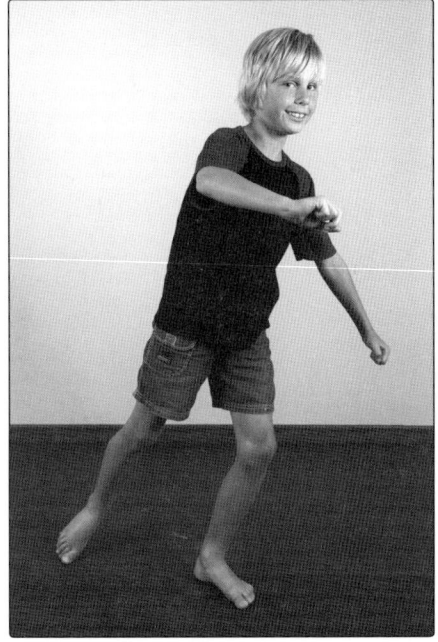

Standbein rechts: Rechtes Knie leicht beugen. Linkes Bein nach hinten in die Diagonale zum Abstoß bewegen und gebeugt nach vorne holen usw. Standbein nach ca. 5 Mal wechseln.

Vertiefung

Nach der Aufwärmübung kann die Rollerskates-Tour beginnen. Wie die Aufwärmübung, jedoch das Standbein ständig wechseln.

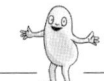

Der stolze Sieger

Ziel | Wahrnehmen der Körperhaltung in Verbindung
mit Emotionen

Tipp | Die kursiv geschriebenen Absätze bieten Ihnen
eine kindgerechte Beschreibung der Handlung
bzw. Erklärung der Übung an.

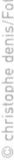

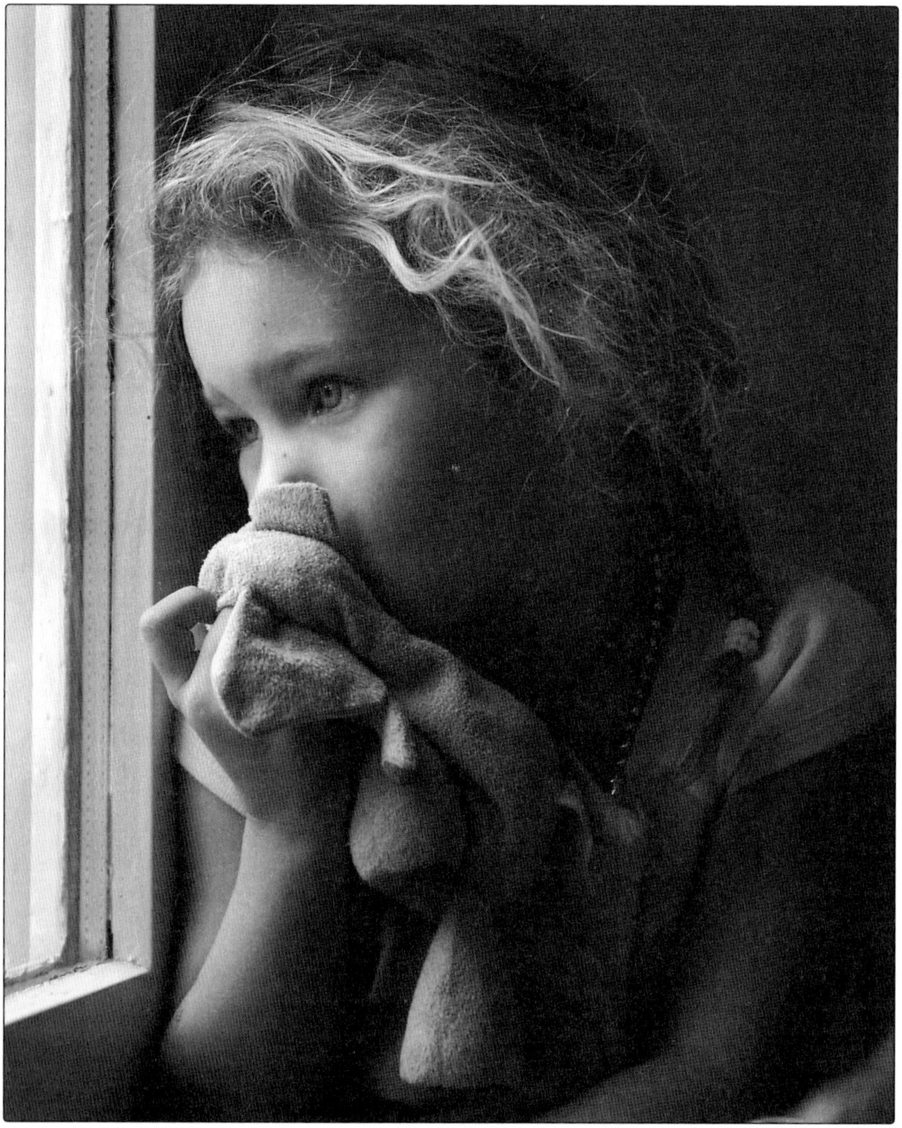

© christophe denis/Fotolia.com

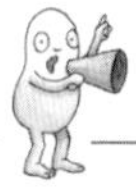

Handlungen | **Freude:** *Du hast eine Verabredung mit deiner/m Freund/in und freust dich auf den Nachmittag.*

Trauer: *Deine Katze Felix ist seit Tagen verschwunden. Jeden Tag suchst du nach ihr. Du bist traurig und hast zu nichts Lust, weil du sie vermisst.*

Zufriedenheit: *Du triffst dich mit deinem Freund und ihr spielt den ganzen Nachmittag zusammen. Es ist ein gutes Gefühl, wenn sich zwei Freunde so gut verstehen.*

Ärger, Wut: *Du leihst einem Freund ein geliebtes Spielzeug von dir. Leider passt er nicht darauf auf, und er verliert es.*

Freude, Stolz: *Du nimmst an einem Wettlauf teil und gewinnst eine Medaille. Du bist stolz auf deine Leistung und möchtest die Medaille jedem zeigen.*

So geht es

Zwei ungefähr gleich große Kinder (Kind A und B) stehen Rücken an Rücken. Sie als Lehrkraft erzählen die kleine Geschichten. Mit geschlossenen Augen zeigen sich Kind A und B gegenseitig mit Hilfe ihres Rückens die Gefühle, die sie bei der jeweiligen Situation verspüren.

Vertiefung

Nach der Wahrnehmungsübung thematisieren Sie, dass die Körperhaltung und unser Wohlbefinden durch unsere Gefühle beeinflusst werden.
„Angenehme Gefühle wie Freude, Stolz und Zufriedenheit machen es dir leicht, einen aufrechten Rücken zu haben, und du fühlst dich wohl dabei. Ärger, Wut und Trauer sind Gefühle, die oft einen krummen Rücken und eine Anspannung in dir zur Folge haben.
Entspannungsübungen oder Bewegung, die du gern machst, kann dir helfen, Ärger, Wut und Trauer loszuwerden und du fühlst dich danach wieder wohler."

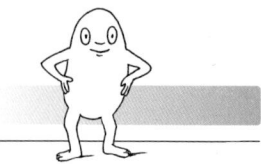

Bandschi®-Experten-Wissen

... zum Sitzen

▸▸ Die Füße befinden sich mit der ganzen Sohle auf dem Boden.

▸▸ Die Beine fallen leicht nach außen, sodass ein Tortenstück darin Platz hätte.

▸▸ Der Bauch ist lang – wie die Katze, die sich streckt.

▸▸ Nimm bei den Hausaufgaben und beim Lernen unterschiedliche Sitzhaltungen ein!

▸▸ Beim Sitzen mit langem Bauch haben die Bandschis viel Platz in ihren Wohnungen und können gut spielen, federn und schaukeln.

▸▸ Unterbrich längere Sitzzeiten mit Minipausen zum Verwöhnen (beim Lernen, bei langen Autofahrten ...).

... zum Aufstehen und Hinsetzen

▸▸ Zum Aufstehen einen oder beide Füße etwas unter die Sitzfläche mit ganzer Sohle aufstellen.

▸▸ Aufstehen mit langem Bauch geht besonders leicht.

... zum Tragen

▸▸ Schultasche täglich neu einräumen.

▸▸ Schwere Bücher nahe an den Rücken stellen, leichtere Hefte können weiter weg sein!

▸▸ Schultasche immer am Rücken tragen!

▸▸ Nach dem Anziehen des Ranzens die Trageriemen festzurren!

... zum Stehen und Gehen

▸▸ Verteile beim Stehen dein Körpergewicht auf beide Füße!

▸▸ Kniestellung beim Stehen: Denk an die „Angelehnte Tür"!

▸▸ Oberkörperhaltung: Zeig stolz deine Medaille!
oder: Lass alle deine Medaille sehen!

© Verlag an der Ruhr | Autorin: Sabine Kollmuß | ISBN 978-3-8346-0789-8 | www.verlagruhr.de

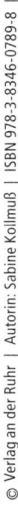

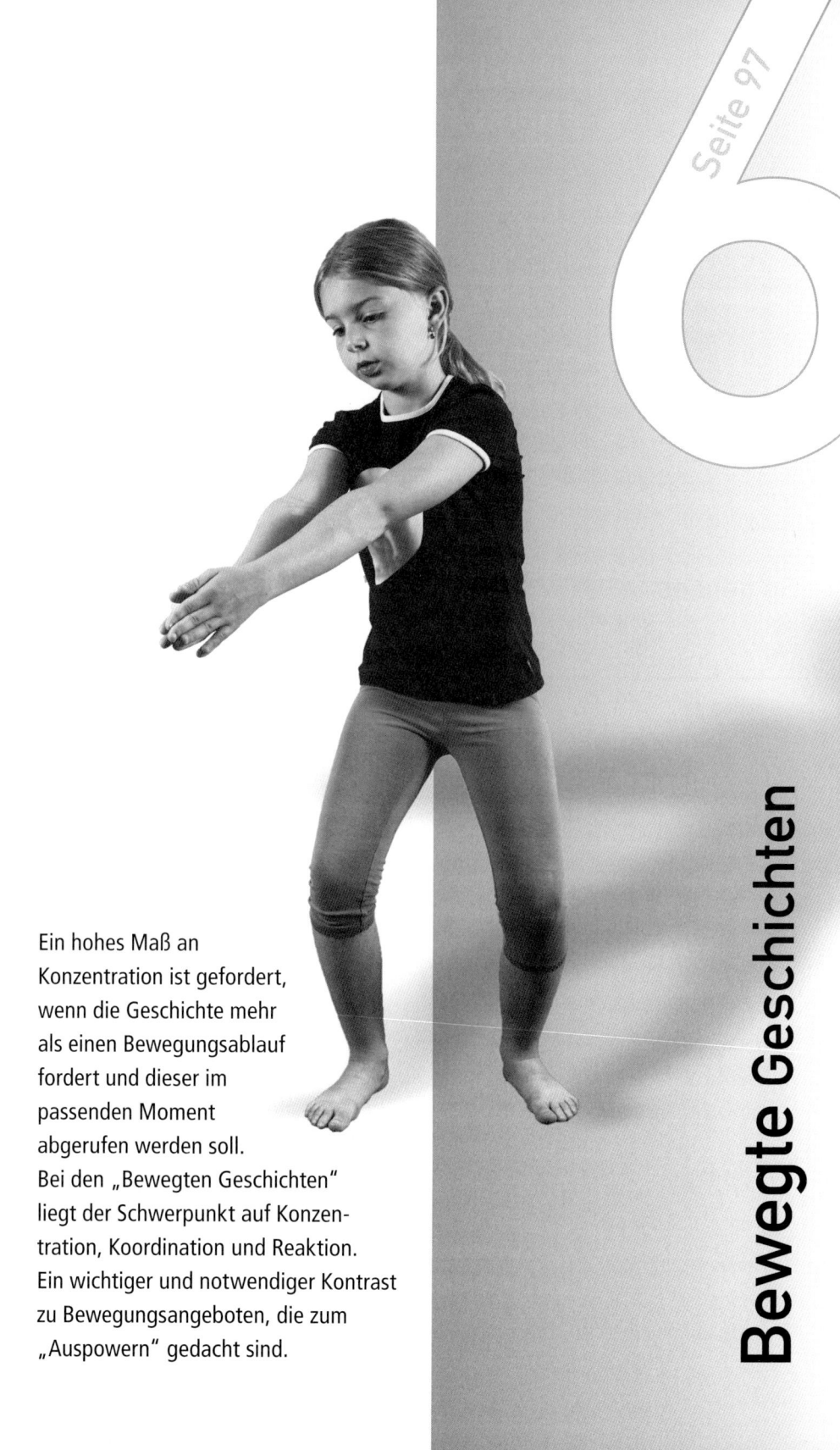

6

Ein hohes Maß an
Konzentration ist gefordert,
wenn die Geschichte mehr
als einen Bewegungsablauf
fordert und dieser im
passenden Moment
abgerufen werden soll.
Bei den „Bewegten Geschichten"
liegt der Schwerpunkt auf Konzentration, Koordination und Reaktion.
Ein wichtiger und notwendiger Kontrast
zu Bewegungsangeboten, die zum
„Auspowern" gedacht sind.

Bewegte Geschichten

Bandschis® auf der Skipiste

Tipp | Die kursiv geschriebenen Absätze bieten Ihnen eine kindgerechte Beschreibung der Handlung bzw. Erklärung der Übung an.

Handlung | *Endlich ist es so weit, es hat geschneit, und die Bandschis dürfen zum Skifahren. Sie freuen sich auf eine aufregende Abfahrt. Die Kinder spielen die Bandschis. Wie die großen Skifahrer begeben sie sich in die windschnittige Eiform-Hocke. Die Bandschis machen dabei einen langen Bauch!*

So geht es

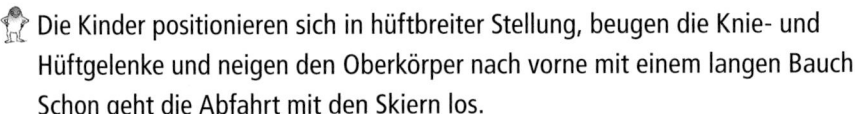 Die Kinder positionieren sich in hüftbreiter Stellung, beugen die Knie- und Hüftgelenke und neigen den Oberkörper nach vorne mit einem langen Bauch. Schon geht die Abfahrt mit den Skiern los.

„Tempo, Tempo: Wir fahren zu langsam und wollen mit den Skistöcken anschieben."

Dabei werden die locker gestreckten Arme neben dem Körper nach hinten bewegt und mit den imaginären Stöcken angeschoben.

„Eine tolle, abenteuerliche Abfahrt."

Jetzt, wo wir genügend Schwung haben, können die Bandschis in die windschnittige Eiform-Hocke gehen. Die Unebenheiten im Boden werden mit weichem Federn in den Knien ausgeglichen.

„Schnittige, scharfe Kurven ziehen die Bandschis in den weißen, weichen Schnee."

Abwechselnd wird das Gewicht auf die rechten oder linken Fußkanten verlagert. Besonders kühne Bandschis fahren durch die starke Gewichtsverlagerung nur noch auf einem Ski und versuchen, hierbei das Gleichgewicht zu halten.

Bei schnellen,
scharfen Kurven
steht der Skifahrer
nur noch auf
einem Bein.

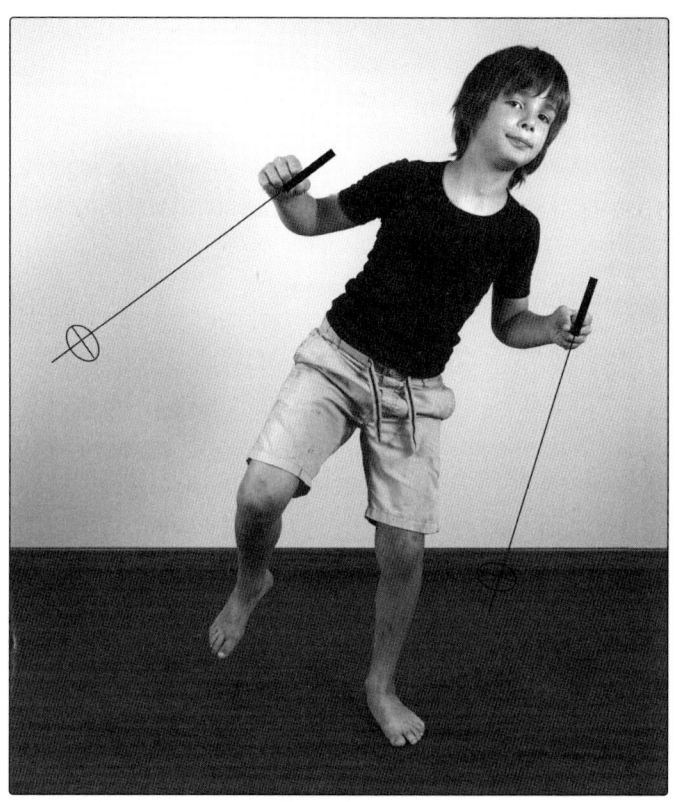

„Hoch hinaus: Eine Sprungschanze lässt die Bandschis abheben."

Damit die Bandschis genügend Schwung haben, wird noch mal kräftig
mit den imaginären Skistöcken angeschoben. Es folgt ein kräftiger Absprung
in schwindelerregende Höhen. Sicher und weich landen alle wieder auf
ihren Skiern und achten dabei auf einen langen Bauch.

*„Einfahrt in die Zielgerade. Mit dem Überqueren der Ziellinie ist
die Abfahrt zu Ende."*

Voller Energie schieben alle Bandschis mit den Skistöcken noch mal an,
um das Tempo zu steigern. Nach dem Überfahren der Ziellinie freuen
sich alle über die gute und schnelle Abfahrt und strecken jubelnd die Arme
in die Höhe.

Die liegende Acht

Tipp | Die kursiv geschriebenen Absätze bieten Ihnen
eine kindgerechte Beschreibung der Handlung
bzw. Erklärung der Übung an.

Handlung | *Nicht nur auf Papier kannst du schreiben und malen,*
die Luft bietet unendlich viel Platz für Schreib- und
Malkünstler.

So geht es

Die Kinder legen beide Handflächen aufeinander und strecken die Arme
locker nach vorne. Die Fingerspitzen beider Hände stellen den Stift dar.
Die Kinder malen eine stehende Acht in den Raum.

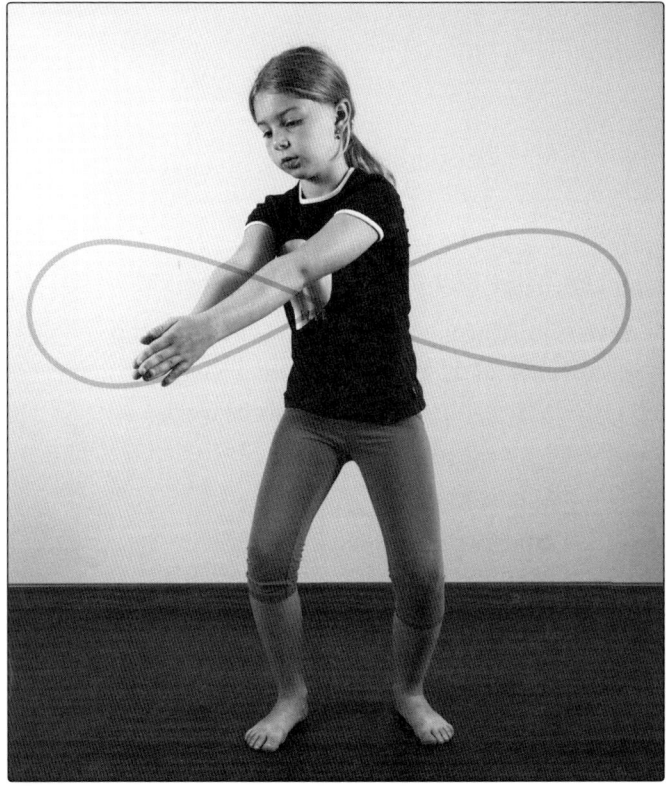

Durch variablen
Körpereinsatz
bekommt die
liegende Acht die
unterschiedlichsten
Formen.

„Die Acht wird immer größer und dicker."

👤 Zuerst durch vermehrten Arm- und Beineinsatz die Acht vergrößern, bis dann der gesamte Rumpf beim Malen der stehenden Acht eingesetzt werden muss.

„Du siehst die gemalte, große, stehende, imaginäre Acht vor dir und malst sie mit Kopf und Augen nach."

👤 Wir verfolgen die Konturen der gemalten Acht mit dem Kopf und den Augen.

👤 Nun werden die Kopfbewegungen eingefroren, und nur die Augen beschreiben die Konturen der Acht.

„Die vor uns stehende Acht wirfst du mit dem rechten Zeigefinger zur Seite um. Die imaginäre Acht liegt jetzt vor uns."

👤 Nachmalen der Konturen der liegenden Acht (variieren der Größe und der Bewegungsrichtung der Acht) mit den Händen.

👤 Nachmalen der Konturen der liegenden Acht mit Kopf und Augen (Variation der Bewegungsrichtung).

👤 Nachmalen der Konturen nur mit den Augen.

„Nun greifst du zu einem äußerst ungewöhnlichen Stift. An deiner Kniescheibe befindet sich der Stift. Dein Knie malt die liegende Acht nach."

👤 Hierzu stellen sich die Kinder auf ein Bein (bei Unsicherheiten an Stuhl oder Partner vorsichtig festhalten). Das andere Bein wird in der Hüfte und im Kniegelenk ca. 90 Grad gebeugt. Die Kinder malen in ihrer Vorstellung mit dem Knie. Nachmalen der liegenden Acht mit dem rechten und danach mit dem linken Knie (Variationen: Ausmaße der liegenden Acht – große und kleine Acht).

„Die Acht vor dir wird nun übermütig! Sie fängt an, zu springen."

👤 Dabei federn die Kinder mit dem Standbein, das andere Bein versucht, die liegende Acht nachzumalen. Stand- und Spielbein danach wechseln.

Wolken stupsen

Tipp | Die kursiv geschriebenen Absätze bieten Ihnen
eine kindgerechte Beschreibung der Handlung
bzw. Erklärung der Übung an.

Handlung | *An einem wolkigen Tag sehnen sich die Bandschis nach*
dem warmen Sonnenschein. Wir schieben die Wolken
zur Seite. Nach großer Anstrengung ist der Himmel
wolkenfrei, und die Sonne scheint.

So geht es

„Wolken stupsen" und „Sonnenschein"
im Wechsel durchführen.

Die Wolken stupsen:
Die Kinder stellen sich auf Zehenspitzen, strecken sich mit beiden Armen weit nach oben und stupsen die Wolken zur Seite, nach hinten, nach vorne.

Die Sonne scheint:
Die Sonne mit ihren warmen Strahlen wird mit großen Armkreisen vor dem Körper angedeutet. Der rechte und linke Arm beginnen den Kreis nach innen, kreuzen vor dem Körper nach oben und werden außen nach unten geführt.

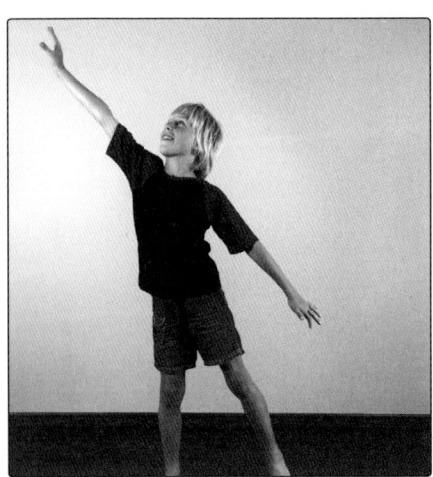

Die Wolken stupsen: In alle Richtungen schieben die Kinder die Wolken weg.

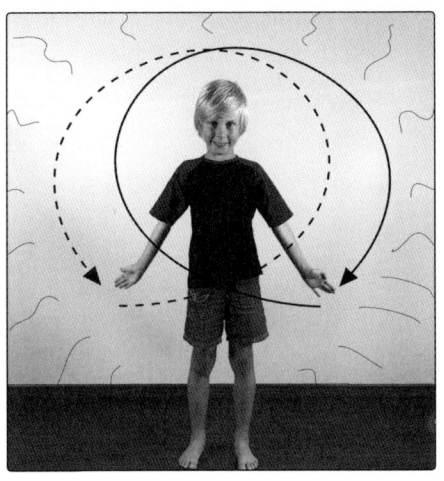

Die Sonne scheint: Mit Armkreisen vor ihrem Körper symbolisieren die Kinder die Sonne.

Tipp	Die kursiv geschriebenen Absätze bieten Ihnen eine kindgerechte Beschreibung der Handlung bzw. Erklärung der Übung an.
Handlung	*Ein Spaziergang mit vielen Überraschungen. An einem sonnigen Tag machen wir uns auf den Weg zu einem Ausflug in einen nahe gelegenen Wald. Wir haben alle noch viel Kraft und Schwung.*

So geht es

Bei dem imaginären Ausflug führen die Kinder und Sie an Ort und Stelle verschiedene Geh- und Springvarianten durch. Durch Ihre fantasievolle Schilderung der Umgebung und der Situationen sind immer wieder unterschiedliche Fortbewegungsarten nötig: Gehen, Hopserlauf, Laufen mit und ohne Armeinsatz.

„Der Wald wird immer dichter, Bäume liegen im Weg, sie laden uns zu verschiedenen Kunststücken ein."

Äste mit den Händen wegschieben, über Hindernisse steigen, unter Hindernisse durchkriechen, auf Baumstämme balancieren. Wer traut sich auf dem schmalen Baumstamm eine Standwaage?

„Wir treffen auf einen klaren, kalten Bach."

Von Stein zu Stein den Bach überqueren, ein enger Weg führt entlang des Baches, Zehen und Füße in das eiskalte Wasser halten, im Einbeinstand die kalten Füße warm kneten.

Flamingo und Pinguin

Material | Vorlesegeschichte „Der Pinguin und der Flamingo" (S. 105)

So geht es

Sie erzählen die Geschichte vom Pinguin und Flamingo. Die Kinder stehen.
Jedes Mal, wenn das Wort Flamingo oder Pinguin fällt, imitieren die Kinder
einen Flamingo oder einen Pinguin.

Pinguin

Die Beine vom Hüftgelenk aus nach
außen drehen, die Zehenspitzen zeigen
nach außen. Die Arme stellen die
Flügel des Pinguins dar. Sie befinden
sich seitlich vom Körper und werden
ebenfalls nach außen gedreht. Den
Brustkorb nach vorne oben schieben.
Die Handteller nach oben ziehen.
Der Pinguin watschelt auf der Stelle.

Flamingo

Einbeinstand rechts und links im
Wechsel, das Spielbein an der Innen-
seite des Standbeines mit dem Fuß
abstützen. Einen Arm als Flamingokopf
nach oben strecken und im Handgelenk
beugen. Den anderen Arm gestreckt
nach hinten am Becken mit gespreizten
Fingern ablegen.

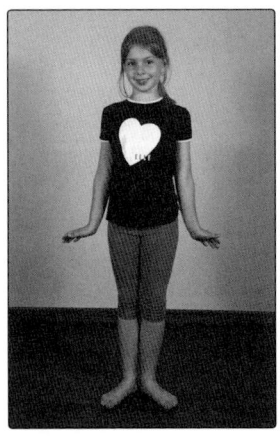

Mit kleinen Schritten und nach außen
gedrehten Armen und Beinen watschelt
der Pinguin auf der Stelle.

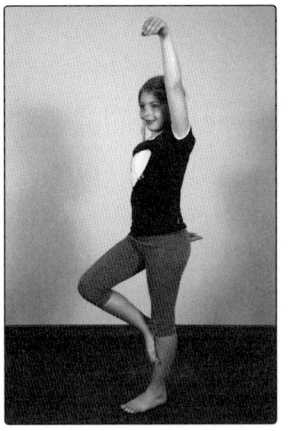

Der auf einem Bein stehende Flamingo
erfordert ein gutes Gleichgewicht. Das
Fixieren eines Punktes im Raum auf
Augenhöhe erleichtert den Einbeinstand.

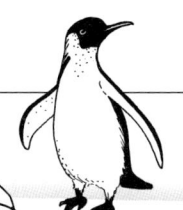

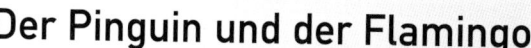
Der Pinguin und der Flamingo

Es war einmal ein Flamingo, der wollte unbedingt einen Pinguin kennenlernen. Voller Neugier machte sich der Flamingo auf den Weg, um einen Pinguin zu finden. Die Reise führte den Flamingo über viele Länder und Meere. Nach einem langen Flug bei der Pinguin-Suche war der Flamingo müde und machte auf einer kleinen Insel im Meer Pause. Der Flamingo schlief tief und fest und träumte von dem Pinguin. Am nächsten Tag machte sich der Flamingo gestärkt auf die Reise. Der Flamingo hielt immer wieder Ausschau nach dem Pinguin. Und plötzlich, als er Land sah, war sich der Flamingo sicher, dass hier die Pinguine leben.

Der Flamingo landete, und schon kam ein neugieriger Pinguin hinter einem Stein hervor und wollte den unbekannten roten Vogel begutachten.

„Wer bist denn du?", fragte der Pinguin den Flamingo.

„Darf ich mich vorstellen, ich bin Ferdinand, der Flamingo! Und du, wer bist du?", entgegnete der Flamingo voller Spannung.

„Toll, ich bin Paul, ein Pinguin. Wo kommst du denn her?", fragte Paul der Pinguin. „Eine weite Reise habe ich hinter mir", antwortete Ferdinand der Flamingo. „Dort wo Flamingos leben, sieht es ganz anders aus! Bei uns gibt es Wälder mit Bäumen. Pinguin Paul, weißt du, was bei uns am schönsten ist?", fragte der Flamingo den Pinguin.

„Was denn?", will der Pinguin vom Flamingo wissen. Da gab der Flamingo verträumt zur Antwort: „Das sind Bäume, die sich im Wind bewegen."

Fährt ein Bandschi® übers Meer

Reim

*Fährt ein Bandschi übers Meer,
schaukelt hin und schaukelt her,
da kommt ein großer Sturm
sch, sch, sch, sch, sch, sch,
und wirft den Bandschi um!*

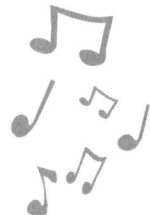

So geht es

Die Kinder sitzen auf der vorderen Hälfte des Stuhls. Sie alle sprechen gemeinsam den Reim und machen dazu folgende Bewegungen:

*Fährt ein Bandschi übers Meer,
schaukelt hin und schaukelt her …*

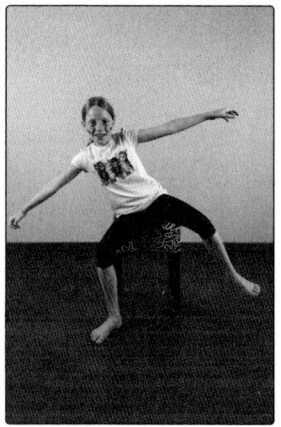

*… da kommt ein großer Sturm
sch, sch, sch, sch, sch, sch …*

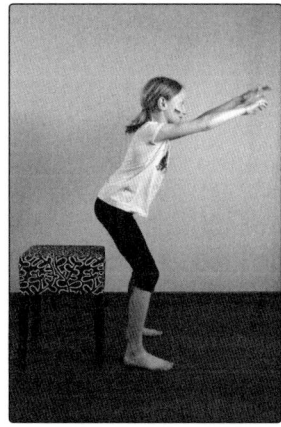

*… und wirft
den Bandschi um!*

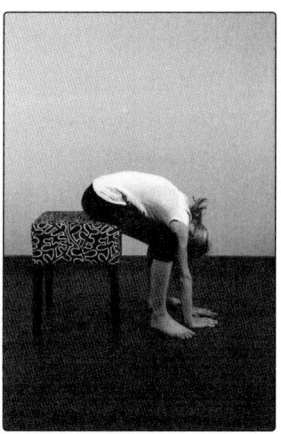

Den aufrechten stabilen Oberkörper nach rechts und links schaukeln.

Den aufrechten Oberkörper nach vorne und wieder zurück bewegen. Bei der Vorwärtsbewegung die gestreckten Arme mit nach vorne nehmen.

Den Oberkörper nach vorne einrollen und auf den Oberschenkeln ablegen.

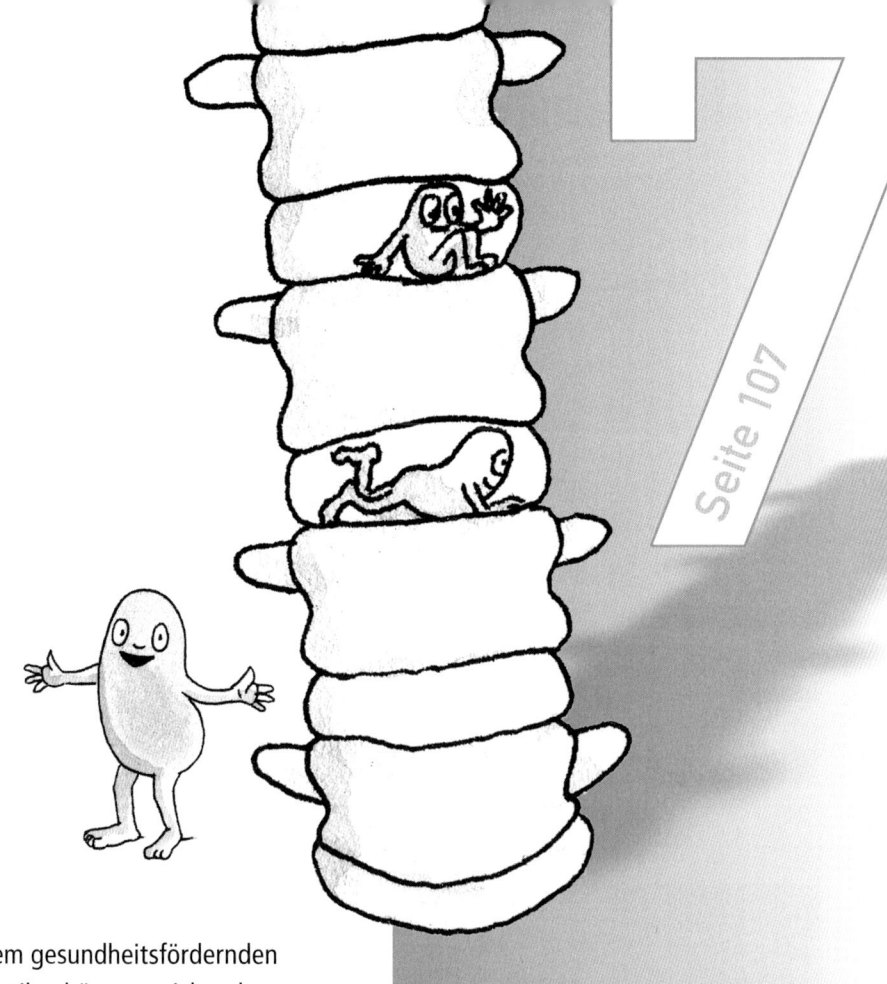

Zu einem gesundheitsfördernden
Lebensstil gehört ausreichend
Bewegung. Die Fähigkeit, zu entspannen und loszulassen, ist eine
ebenso wichtige Eigenschaft. Durch
die vielen Reize, die während des
Alltags auf die Kinder einströmen,
wird es immer wichtiger, bewusst
Auszeiten einzulegen. Es geht darum,
sich selbst spüren und abschalten zu
können. Die vorgestellten Ideen zur
Entspannungs- und Wahrnehmungs-
förderung bieten daneben Gelegenheit,
die Anatomie des Körpers zu vertiefen
und den Zusammenhang von Psyche
und Körperhaltung bzw. Bewegung
zu reflektieren.

Entspannung und Wahrnehmung

Schwamm-Massage

Ziel | Kennenlernen von verschiedenen Entspannungstechniken, Verbessern der Körperwahrnehmung und Entspannungsfähigkeit

Tipp | Die kursiv geschriebenen Abschnitte bieten Ihnen eine kindgerechte Beschreibung des Sachverhalts oder der Übung an.

So geht es

Imaginäres Ausdrücken eines Schwamms

Mit dieser Vorübung können Sie mit den Kindern den Massagegriff üben, bevor sich die Kinder selbst massieren. Die Kinder sitzen gemütlich auf ihren Stühlen.

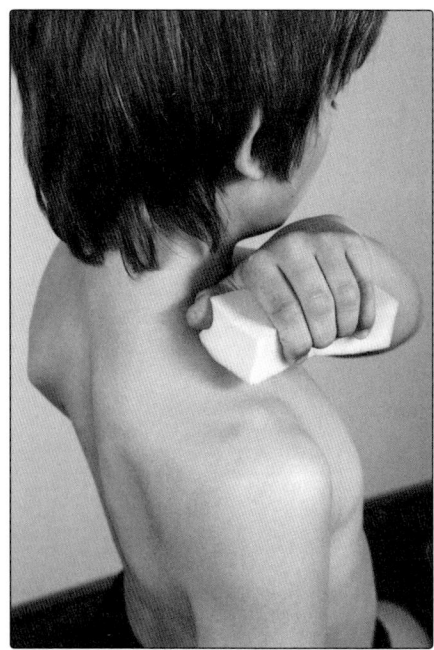

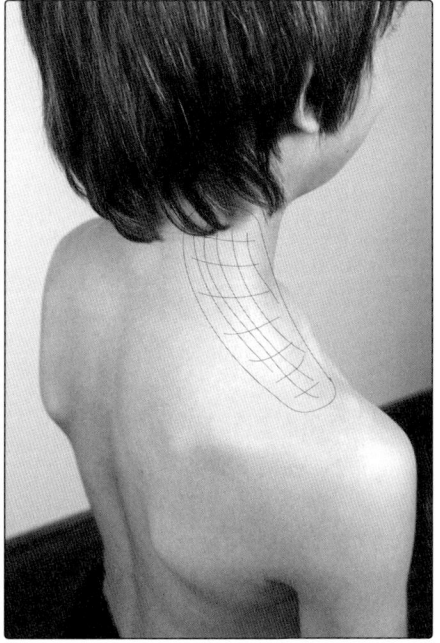

Die Massagebewegung entspricht dem vorsichtigen Ausdrücken eines Schwamms.

Im Bereich der schraffierten Fläche wird die Schwamm-Massage durchgeführt.

Bevor du die Massage am eigenen Körper ausführst, stellst du dir vor, du hast einen Schwamm in der Hand und drückst ihn vorsichtig aus. Führe die Bewegung des Ausdrückens wiederholt mit beiden Händen im Wechsel durch. Das Ausdrücken machst du weich und langsam.

Schwamm-Massage an der Schulter-Nacken-Partie

Nach der Vorübung greifst du mit der linken Hand an die Muskulatur der rechten Schulter-Nackenpartie.

Deine Hand führt die Bewegung des Ausdrückens durch und knetet die Schulter-Nacken-Muskulatur langsam durch. An einer Stelle knetest du 5- bis 7-mal, und dann machst du mit der benachbarten (oben oder unten) Stelle weiter. Im Anschluss daran knetet deine rechte Hand die Muskulatur der linken Seite aus.

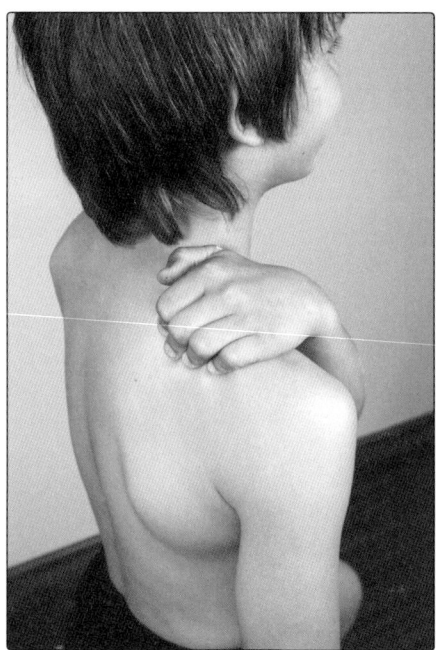 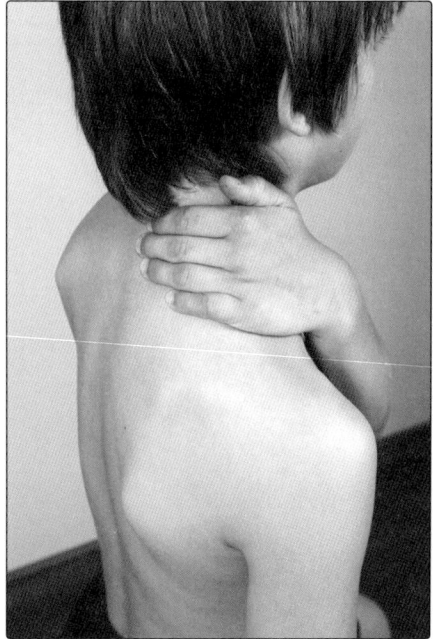

An einer Stelle 5- bis 7-mal sanft und langsam die Massagebewegung durchführen.

Variante

Nach der Eigenmassage schließen die Kinder die Augen und konzentrieren sich auf die ausgeknetete Schulter-Nacken-Region. Sie können die kurze Ruhephase mit folgenden Sätzen begleiten. Dabei beantwortet jedes Kind die Fragen in Gedanken.
Lenke deine Aufmerksamkeit auf den Nacken und Schulterbereich!
Wie fühlt er sich an? Spürst du diesen Bereich deutlicher?

Ist diese Körperregion wärmer? Fühlt sich dein Nacken angenehm an?

 Auskneten der Arm- und Handmuskulatur.
 Auskneten der Wadenmuskulatur.

Die Besichtigung des Wirbelturms

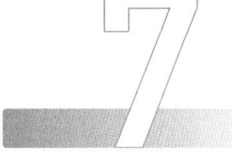

Ziel | Verbessern der Entspannungsfähigkeit der Kinder,
Vertiefen der anatomischen Kenntnisse über die Wirbelsäule

Tipp | Die mit ↪ markierte **Variante A** der Entspannungs-
geschichte kann durch **Variante B** ↩ **mit den Muskeln**
ersetzt oder ergänzt werden.

So geht es

Sie erzählen die Geschichte lebendig, aber mit einer zurückhaltenden Lautstärke.
Die Kinder nehmen eine entspannte Position im Sitzen oder Liegen ein, schließen
die Augen und verfolgen aufmerksam die Geschichte.

Eine Reise in deinen Körper

„Hallo, hier bin ich", ruft eine leise Stimme.

„In deinem rechten Ohr warte ich auf dich."
Ein kleines Wesen steht am Eingang deines
Gehörgangs und winkt dir zu. Es ist Bartho-
lomäus, ein Bandschi, der dich in das Innere
deines Körpers führen möchte.

Du machst dich ganz klein und gelangst über
das Ohr in das Innere des Halses. Durch ver-
winkelte Gänge führt dich Bartholomäus zu dem
Einstieg einer Rutschbahn. Und schon geht die
Rutschpartie los. Vorbei an Bahnen mit Blut, Organen,
die wie Maschinen pumpen und blasen, Schläuchen, die Luft leiten
und entlang der vielen verschlungenen Kanäle deiner Gedärme,
die den Nahrungsbrei rhythmisch weiterbewegen.

Das Ende der Riesenrutsche befindet sich im unteren Teil des Ober-
körpers. Dort zeigt dir Bartholomäus eine große Knochenkante am

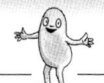

Beckenknochen. Ein sicherer Ort zum Stehen. Neugierig schaust du dich an deinem Standort um. Du entdeckst vor dir einen hohen Turm. „Dies ist der Wirbelturm oder wie die Menschen es nennen, die Wirbelsäule. Der Wirbelturm ist das Zuhause der Bandschis", erklärt Bartholomäus.

„Der Turm besteht aus vielen (24) Wirbelknochen. Zwischen zwei Knochen wohnt jeweils ein Bandschi. Momentan geht es meiner Familie sehr gut. Schau, alle haben viel Platz in ihren kleinen Wohnungen, denn der Wirbelturm steht aufrecht.

Anfang Variante A ↪ Mit einem aufrechten Rücken haben wir bei einer unserer Lieblingsbeschäftigungen, dem Federn viel Spaß und werden nicht gestört. Einige der Bandschis im Wirbelturm winken uns gut gelaunt und fröhlich zu. So gut und noch ein bisschen besser geht es uns, wenn du dich regelmäßig bewegst.

Egal, was du gerne machst, Ballspielen, Verstecken oder Fangen spielen, auf Bäume klettern, Roller fahren, oder wenn du bei den Hausaufgaben eine Minipause einlegst, gibt es bei uns ein Freudenfest. In unserem Turm schaukelt und wippt es dann, und wir haben unendlich viel Spaß dabei. **↩ Ende Variante A**

Plötzlich tippt mich Bartholomäus an die Schulter. „Wir müssen wieder zurück!", flüstert er mir zu. Zum Abschluss werfe ich noch einmal dem großen Wirbelturm mit den Bandschis einen bewundernden Blick zu. Dann machen wir uns auf den Weg zurück. Abermals schlängeln wir uns die engen Gassen entlang. Diesmal ist der Weg beschwerlicher, denn wir müssen nach oben steigen. Bei dem Weg nach oben hast du immer wieder einen Ausblick auf den Wirbelturm mit den winkenden Bandschis. „Komm uns bald wieder besuchen!", hörst du sie in der Ferne rufen. Das werde ich machen, nimmst du dir vor, und plötzlich befindest du dich wieder am rechten Ohr.

Variante B mit den Muskeln

Anfang Variante B ↪ *Von jedem einzelnen Stockwerk des Wirbelturms ziehen zum nächsten Stockwerk unzählige Muskeln. Kleine, kurze Muskeln, die zwei übereinanderliegende Stockwerke miteinander verbinden. Lange, dünne Muskeln, die über mehrere Stockwerke hinweg verlaufen.*

Ein wunderbares Geflecht von Muskeln und Bändern, die alle dazu beitragen, dass der Wirbelturm mit seinen vielen Stockwerken – den Wirbelknochen – nicht umfällt. Die kräftigen und starken Muskeln machen den großen Turm stabil. Mit ihrer Hilfe können die Bandschis ihr zweites Lieblingsspiel genießen.

Der Wirbelturm kann in viele Richtungen bewegt werden. Dieses Spiel nennen wir schaukeln. Du kannst deinen Wirbelturm mit den Bandschis nach vorne beugen und nach hinten strecken. Der Wirbelturm ermöglicht es dir, dich zu drehen. Und du kannst dich nach rechts und nach links neigen.
↩ **Ende Variante B**

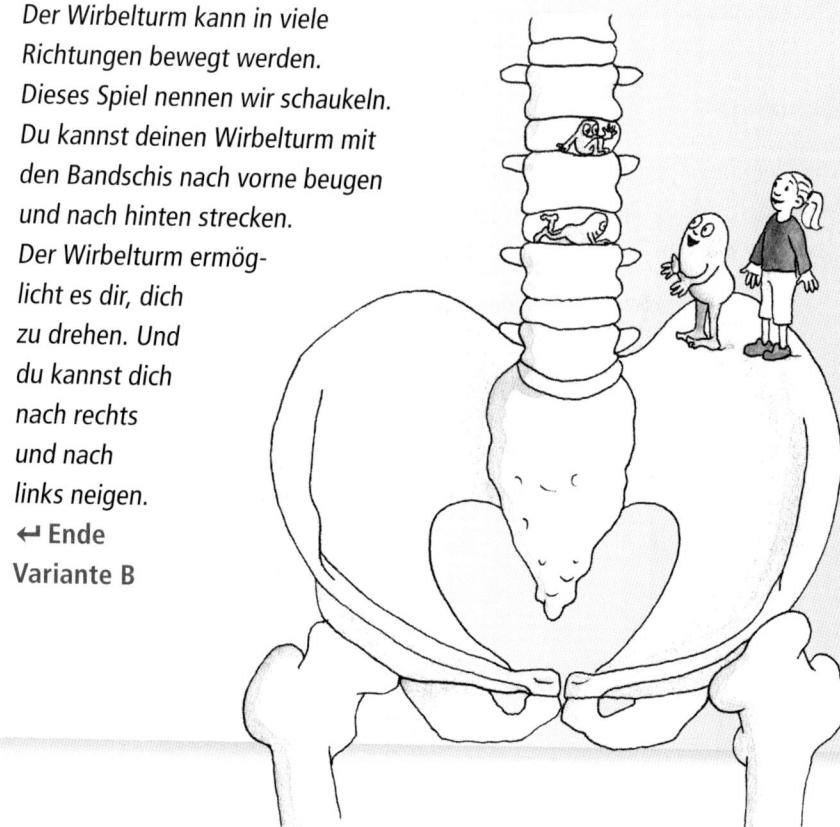

Tier-Massage

Ziel | Kennenlernen von verschiedenen Entspannungstechniken, Verbessern der Entspannungsfähigkeit

So geht es

Ausgangsstellung

Die Kinder gehen paarweise zusammen. **Kind 1** sitzt rücklings auf dem Stuhl, **Kind 2** steht hinter **Kind 1**. Die Kinder positionieren den Stuhl mit der Lehne zum Tisch, sitzen rücklings auf dem Stuhl, die vordere Rumpfseite ist angelehnt, und ihre Ellbogen stützen sie auf der Tischplatte auf. Den Kopf legen sie bequem in die Hände ab. **Kind 1** lässt verschiedene Tiere über den Rücken von **Kind 2** spazieren. Dabei unterscheiden sich die Tiere in den unterschiedlichen Fußabdrücken, der Geschwindigkeit, dem Fortbewegungsrhythmus, dem Gewicht usw.

Schlange

Die Kleinfingerkante der Hand schlängelt sich mit geringem Druck über den Rücken.

Ameisen

Alle Finger der beiden Hände bewegen sich sanft krabbelnd über den Rücken und stellen die Ameisenstraße dar.

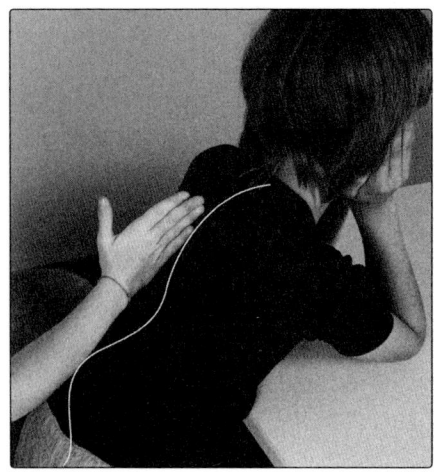

Schlangenspuren

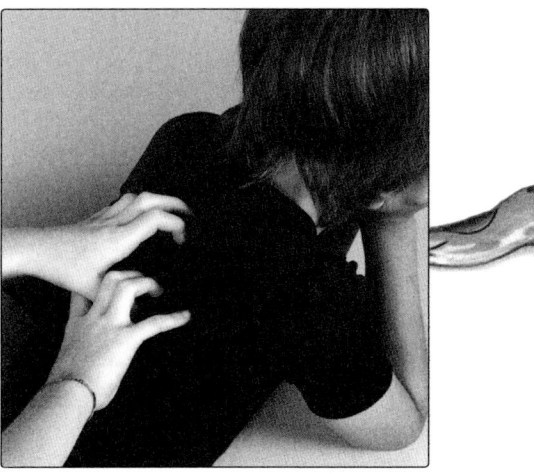

Zehn kleine Krabbelfinger krabbeln als Ameisen hin und her.

Hase

Kind 2 öffnet locker beide Hände. Die beiden Daumen der Hände sind die Hinterläufe und Zeige- und Mittelfinger der Hände die Vorderläufe des Hasen. Im Rhythmus Hinterläufe – Vorderläufe schlägt der Hase auf dem Rücken des Kindes seine Hacken.

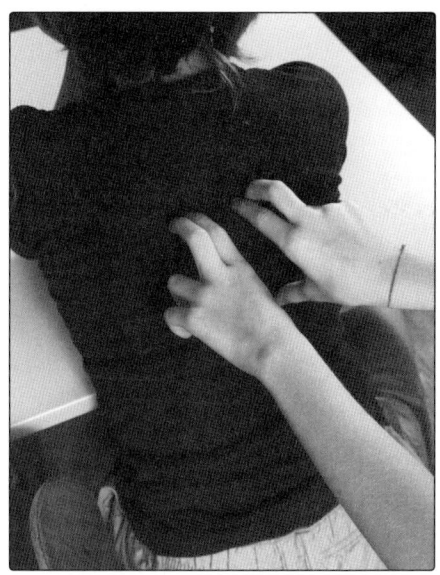

Die Daumen und Zeige- und Mittelfinger der Hände imitieren die Hasenläufe und springen über den Rücken.

Pferd

Kind 2 formt mit jeder Hand eine hohle Hand. Die Hände zeitlich versetzt aufsetzen und den Rhythmus eines galoppierenden Pferdes imitieren.

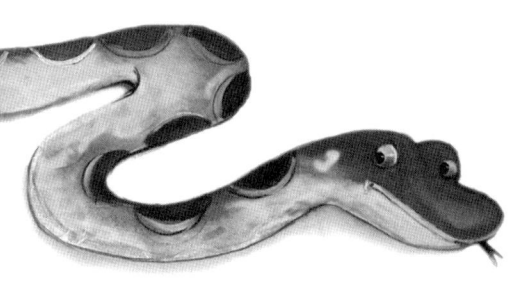

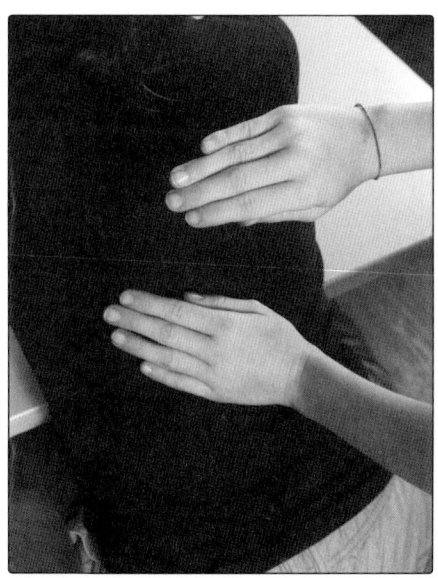

Im Rhythmus des Galopps bewegen sich die Hände über den Rücken.

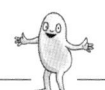

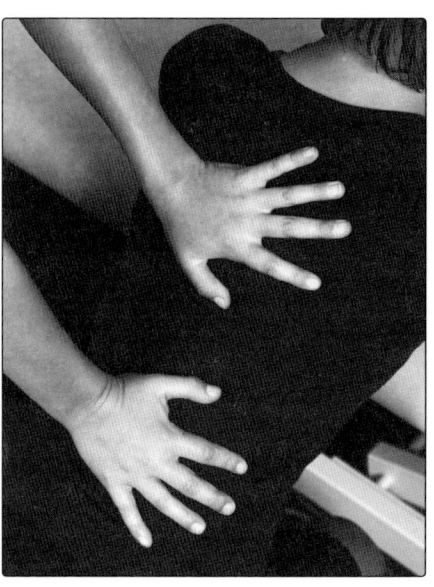

Mit sanftem Druck bewegen sich die Hände
als Elefantenfüße über den Rücken.

Elefant

Die Hände mit gespreizten Fingern
langsam und mit dosiertem Druck auf
dem Rücken abwechselnd aufsetzen
und den behäbigen Gang des Elefanten
imitieren.

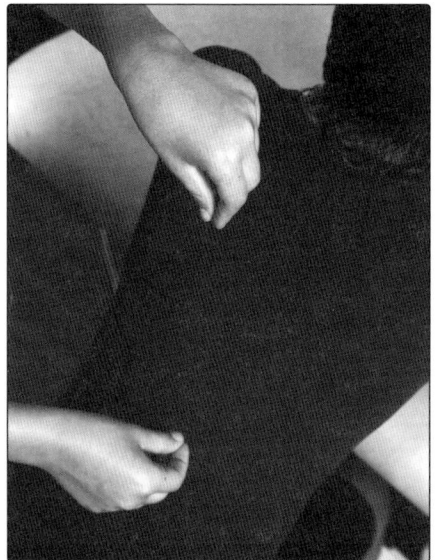

Sanft und leise landen die drei Finger wie ein
Schmetterling auf dem blumigen Rücken.

Schmetterling

Die Fingerspitzen von Daumen,
Zeigefinger und Mittelfinger berühren
sich. Diese drei Finger stellen den
hauchdünnen und federleichten
Schmetterling dar. Die Finger berühren
sanft den Rücken und fliegen schon
weiter zur nächsten Blume auf dem
Rücken des Kindes.

Rückenbotschaft

Ziel | Kennenlernen von verschiedenen Entspannungstechniken,
Verbessern der Körperwahrnehmung

So geht es

Die Kinder gehen paarweise zusammen. **Kind 1** sitzt rücklings auf dem Stuhl,
Kind 2 steht hinter **Kind 1**. Die Kinder positionieren den Stuhl mit der Lehne
zum Tisch, sitzen rücklings auf dem Stuhl, die vordere Rumpfseite ist angelehnt
und ihre Ellbogen stützen sie auf der Tischplatte auf. Den Kopf legen sie bequem
in die Hände ab.

Kind 2 benutzt den Rücken des Partners zum Schreiben oder Malen.
Kind 1 muss das Gemälde, das Wort erkennen bzw. die auf dem Rücken
gestellten Rechenaufgaben ausrechnen.

Nach einer festgelegten Zeit wechseln die Kinder die Positionen.

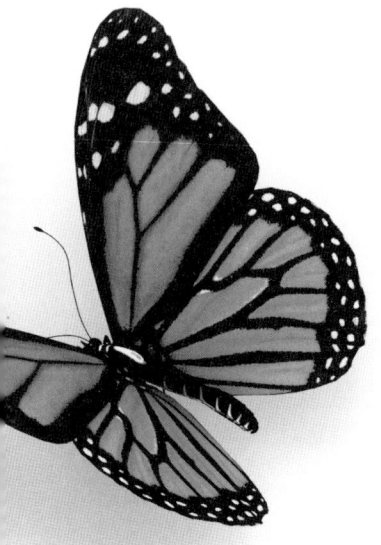

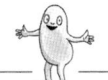

„Hallo, hier spricht dein Rücken!"

Ziel | Kennenlernen von verschiedenen Entspannungstechniken, Zusammenhänge von Emotionen und körperlichen Reaktionen erleben und kennenlernen

Tipp | Die kursiv geschriebenen Abschnitte bieten Ihnen eine kindgerechte Beschreibung des Sachverhalts an.

So geht es

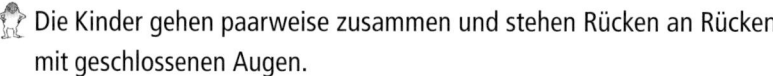 Die Kinder gehen paarweise zusammen und stehen Rücken an Rücken mit geschlossenen Augen.

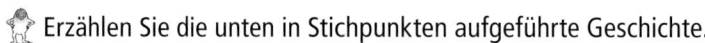 Erzählen Sie die unten in Stichpunkten aufgeführte Geschichte.

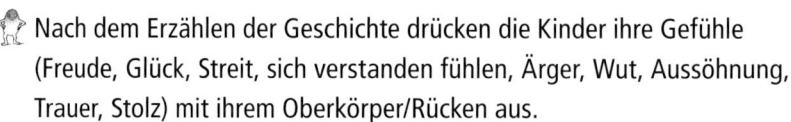 Nach dem Erzählen der Geschichte drücken die Kinder ihre Gefühle (Freude, Glück, Streit, sich verstanden fühlen, Ärger, Wut, Aussöhnung, Trauer, Stolz) mit ihrem Oberkörper/Rücken aus.

Beispiele

▸▸ *Telefon klingelt – dein Freund/in möchte mit dir den Nachmittag verbringen – du hast keine Hausaufgaben auf und kannst dich mit dem Freund verabreden – großes* **Glück**

▸▸ *Er/sie kommt – Begrüßung – ihr* **freut** *euch über den bevorstehenden Nachmittag*

▸▸ *Spielen und Tollen – ihr versteht euch glänzend – ihr zeigt euch gegenseitig Kunststücke mit Rollerskates – ihr seid beide* **stolz** *auf euer Können*

▸▸ *Meinungsverschiedenheit „Wer ist besser?", keiner möchte nachgeben – Streit –* **Ärger** *– einer der beiden versucht, Streit zu schlichten – der andere lacht ihn aus –* **Wut** *breitet sich aus*

▸▸ *Einsicht – Versöhnung und Entschuldigung –* **Harmonie**

Pizza backen

Ziel | Kennenlernen von verschiedenen Entspannungstechniken, Verbessern der Körperwahrnehmung und Entspannungsfähigkeit

Tipp | Die kursiv geschriebenen Abschnitte bieten Ihnen eine kindgerechte Beschreibung des Sachverhalts an.

So geht es

Die Kinder gehen paarweise zusammen.
Kind 1 sitzt rücklings auf dem Stuhl, **Kind 2** steht hinter **Kind 1**.
Auf dem Rücken von **Kind 1** wird die Pizza von **Kind 2** zubereitet:

Zu Beginn putzt du die Arbeitsfläche ab.	Den Rücken reiben.
Du schüttest Mehl auf die Arbeitsfläche.	Die Finger berühren kurz den Rücken.
Du gießt Öl und Wasser über das Mehl.	Mit den Fingern kreisende Bewegung ausführen.
Du knetest die Zutaten.	Knet- und Klopfbewegung mit dosiertem Druck auf dem Rücken ausführen.
Du rollst den Teig aus.	Die Handflächen auf dem Rücken hin und her rollen.
Die Pizza belegst du mit verschiedenen Zutaten (Salami, Tomaten, Käse usw.).	Den Rücken an verschiedenen Stellen mit unterschiedlichen Grifftechniken berühren.
Nun schiebst du die Pizza in oder holst sie aus dem Ofen.	An der rechten und linken Körperseite mit dem flachen Handteller entlangstreichen.
Du schneidest die Pizza.	Mit der Handkante der Kleinfingerseite ein Karomuster auf den Rücken streichen.

Guten Appetit!

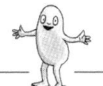

Eincremen

Ziel | Kennenlernen von verschiedenen Entspannungstechniken, Verbessern der Körperwahrnehmung, differenzierte Benennung der Körperteile

Tipp | Die kursiv geschriebenen Abschnitte bieten Ihnen eine kindgerechte Beschreibung des Sachverhalts an.

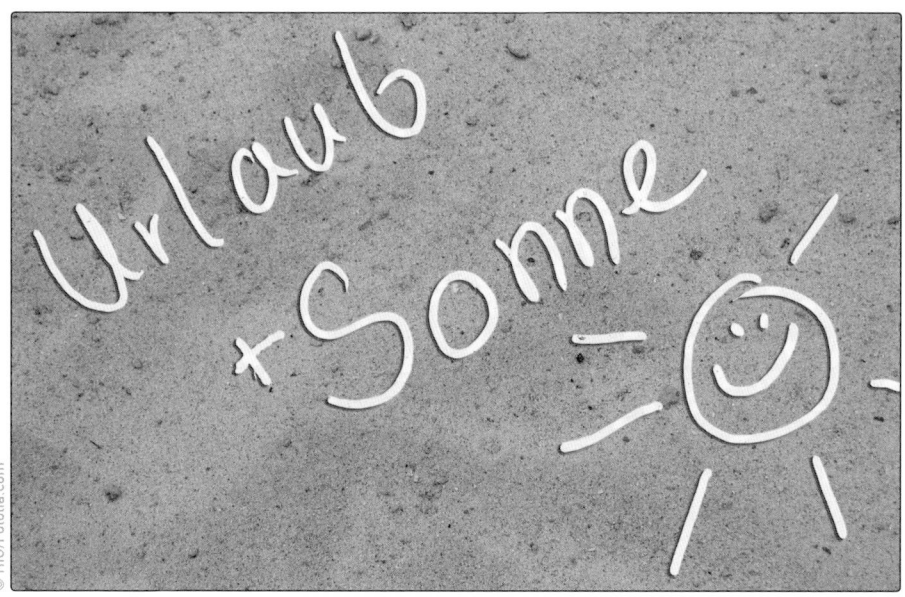

© HIG/Fotolia.com

So geht es

 Die Kinder sitzen auf ihren Stühlen, auf dem Boden oder stehen.

„Du möchtest an den Strand gehen. Was ist wichtig?
Zum Schutz vor den Sonnenstrahlen cremst du deine Haut
vor dem Sonnen- und Strandvergnügen ein.

In deiner Vorstellung hältst du eine große Flasche Sonnencreme
in der Hand und gibst pantomimisch immer wieder eine Portion
Creme auf deine Hand. Mit welchem Körperteil beginnst du?"

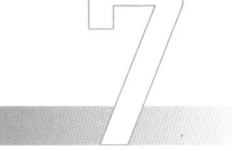

 Während dem Eincremen benennen Sie gemeinsam mit den Kindern die einzelnen Teile des Körpers.

„Du cremst deine Arme ein."

 Sie benennen die verschiedenen Teile des Armes, und die Kinder cremen sich dabei ein.

„Das ist dein Oberarm, Unterarm, Hand mit Finger.
Du cremst deine Schultern ein.
Du cremst deinen Oberkörper ein. Dein Oberkörper hat einen vorderen und hinteren Teil; Bauch, Brust, unterer Teil des Rückens und oberer Teil des Rückens.
Du cremst das Gesicht – die Ohren – den Nacken ein.
Du cremst die Beine – die Oberschenkel und die Unterschenkel – die Füße mit den Zehen ein."

Variante

 Benennen der Gelenke.

 Die Kopiervorlagen „Das Skelett" (S. 147) und „Gelenke und Muskeln" (S. 149) ergänzen diese Wahrnehmungsübung.

Luftmalerei

Ziel | Kennenlernen von verschiedenen Entspannungstechniken

So geht es

Die Kinder sitzen bequem auf ihren Stühlen. Sie schließen die Augen und stellen sich vor, dass sie einen Stift im Mund haben. Durch feine, weiche Bewegungen mit dem Kopf malen sie angesagte Buchstaben, Worte oder Bilder in die Luft.

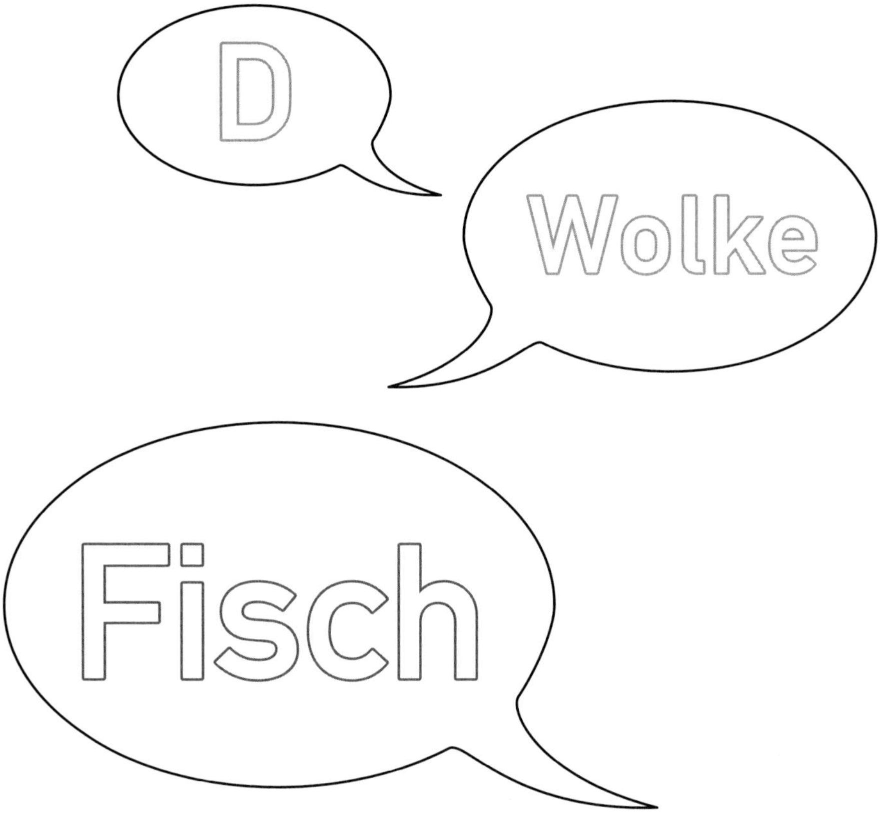

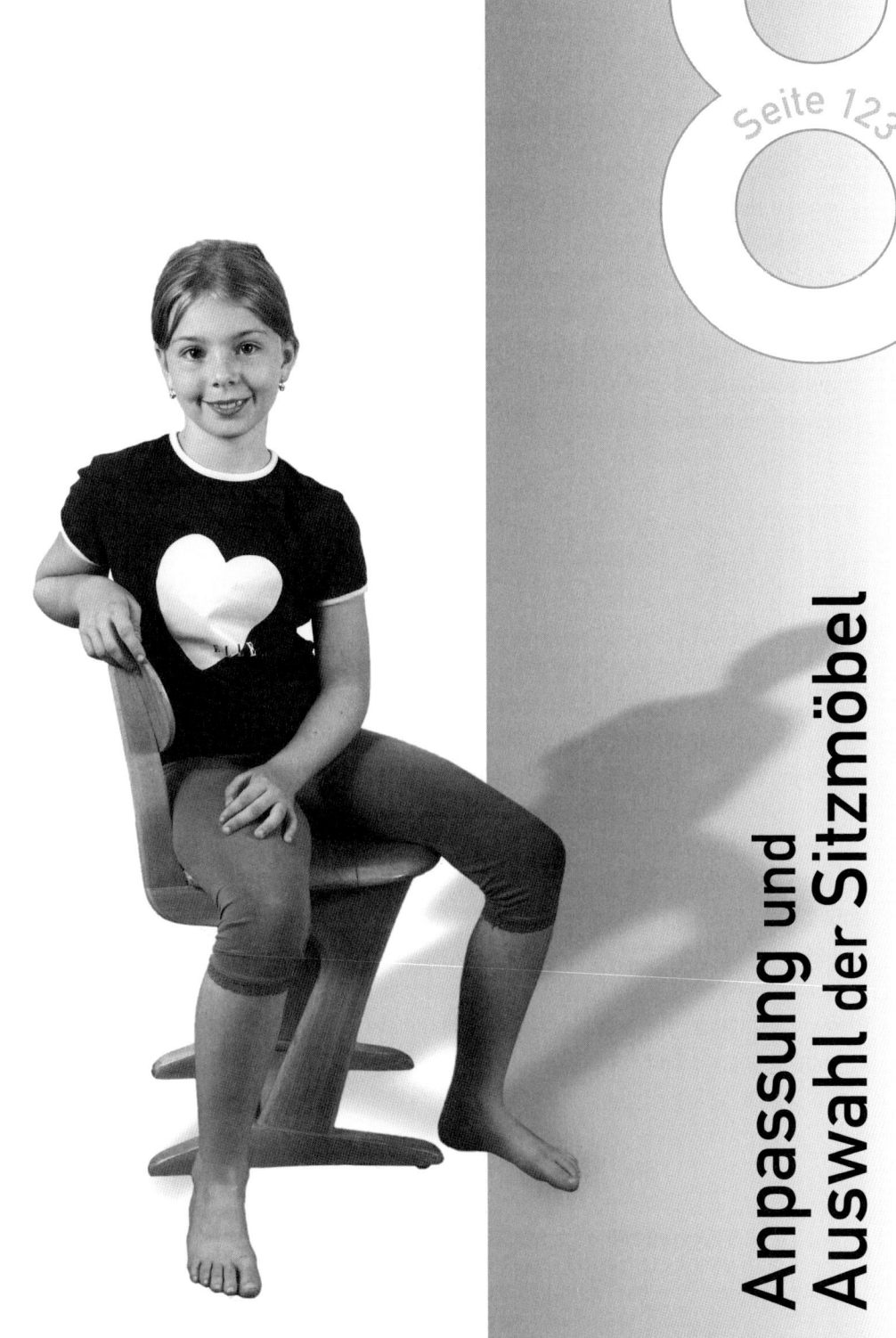

Anpassung und
Auswahl der Sitzmöbel

In unserem westlichen Kulturkreis sind sitzende Arbeitshaltungen an Stuhl und Tisch in der Schule und bei den Hausaufgaben nicht wegzudenken. Gerade in der Grundschule, während des Prozesses der grafomotorischen Entwicklung, ist eine korrekte Sitzhaltung besonders wichtig. Die feinmotorische Entwicklung der Schulter-, Arm- und Handmuskulatur wird durch eine aufrechte, stabile Rumpfhaltung positiv unterstützt. Der individuell auf die Körpergröße des jeweiligen Kindes eingestellte Stuhl und Tisch hilft, die optimale, aufrechte Sitzhaltung möglichst einfach und lange beizubehalten. Trotz optimaler Sitzposition sollten Sie aber darauf achten, die Sitzzeiten gerade bei Kindern regelmäßig durch kurze Bewegungspausen (Kapitel 4, S. 47 ff.) oder eine neue Arbeitsposition (Alternativhaltung zum Sitzen) zu unterbrechen.

Unphysiologisch konstruierte Sitzmöbel und/oder falsch eingestellte Stühle und Tische können Ursache für schlechte Körperhaltung und daraus resultierende Haltungsprobleme bei Kindern sein. Darüber hinaus wird das allgemeine Wohlbefinden gestört und die Leistungen negativ beeinflusst. Laut verschiedener Untersuchungen benutzen nur 40 % der Schulkinder einen Stuhl und Tisch, der anhand ihrer Körperlängen richtig ausgewählt wurde.

Ein ideales und richtig angepasstes Sitzmöbel unterstützt den Körper in seiner jeweiligen ergonomischen Sitzposition. Dies erlaubt z.B. in der Schreibhaltung oder der so genannten Zuhörerhaltung eine gewisse Entspannung und Entlastung der Wirbelsäule und der Muskeln. Wenn sich aber der Körper an das ungünstig gestaltete Sitzmöbelstück anpassen muss, so werden Wirbelsäule und Muskeln unnatürlich beansprucht. Unwohlsein, Muskelverspannungen und erhöhter Energiebedarf reduzieren die Konzentration, die für die geistige Leistung zur Verfügung stehen sollte. Ein ähnlicher Regelkreis tritt auch ein, wenn Kinder ihren natürlichen Bewegungsdrang durch zu lange Sitzperioden unterdrücken müssen. Die Regeln zur Anpassung von Stuhl und Tisch sind sowohl für Kinder als auch für Erwachsene gültig.

Bandschi®-freundliches Sitzen

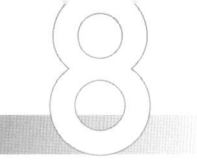

Sie unterscheiden zwischen folgenden Sitzhaltungen:

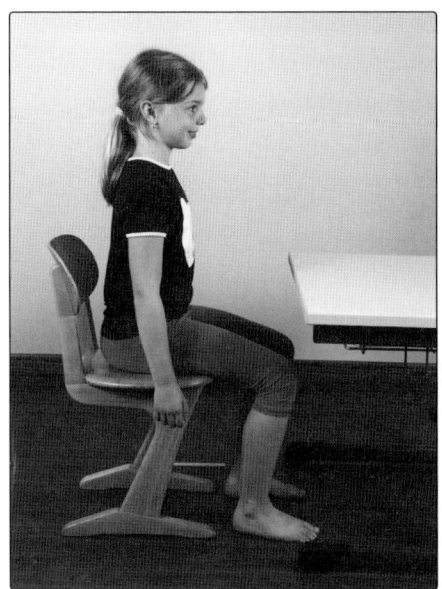

Die aktive Sitzhaltung (ohne Lehne)

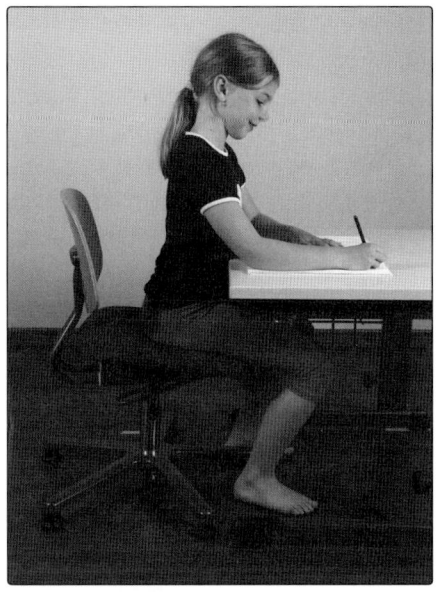

Die Schreibhaltung

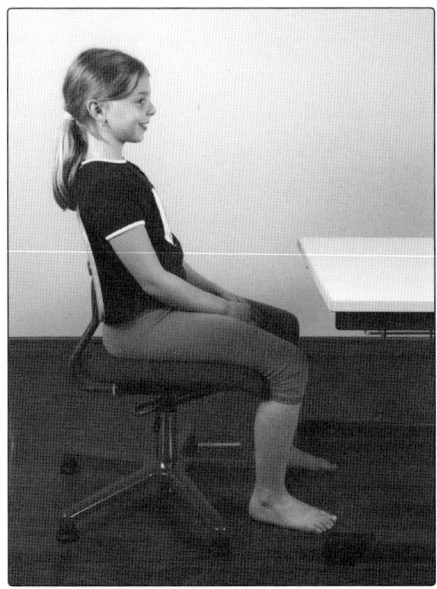

Die so genannte Zuhörerhaltung

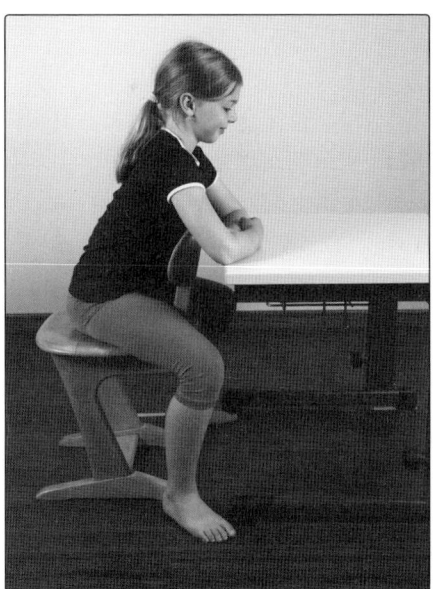

Alternative Sitzhaltung

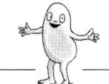

Bandschi®-freundliches Sitzen

Alle Sitz- und Körperhaltungen unterscheiden grundsätzlich zwischen einer aufrechten und krummen Körperhaltung. Die aufrechte Körperhaltung stellt die physiologische, axiale (das heißt achsengerechte) Belastung der Wirbelsäule und Gelenke dar. Die Muskeln und andere Organsysteme werden dabei materialschonend eingesetzt und können somit besonders ergonomisch arbeiten. Diese Körperhaltung gilt es möglichst häufig einzunehmen.

Mit dem von Dr. A. Brügger erarbeiteten Zahnradmodell (Brügger 1988) können Sie die krumme und aufrechte Körperhaltung nachvollziehen.

Becken, Brustkorb und Kopf stellen Sie sich als miteinander verbundene Zahnräder vor (siehe Abb. unten Zahnradmodell). Die Pfeile in den Zahnrädern zeigen Ihnen, welche Bewegungen nötig sind, um die jeweilige Körperhaltung zu erlangen. Diese differenzierte Beschreibung soll Ihnen als Lehrer und Vermittler dienen. Der Unterpunkt „Bewegungsauftrag für Kinder oder Reizwort" zeigt Ihnen, wie Sie dieses Bewegungsmuster den Schülern erklären und danach mit einer kurzen Aufforderung (Reizwort) abrufen können.

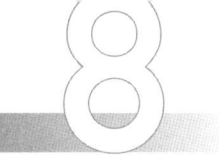
Die aufrechte Körperhaltung

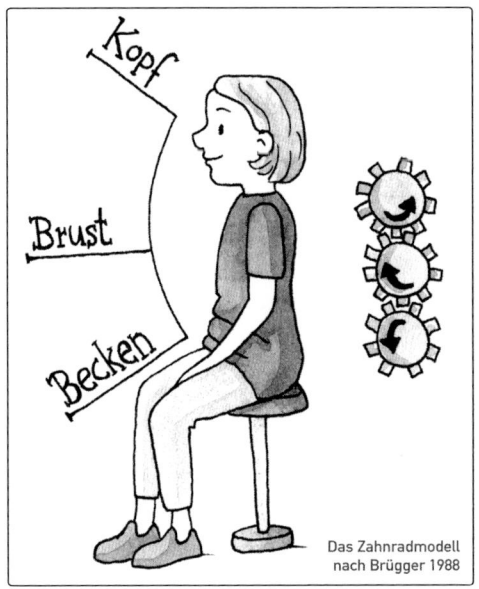

Das Zahnradmodell
nach Brügger 1988

Kopfstellung – Kopf schiebt nach oben mit einem langen Nacken

Brustkorb – der Brustkorb schiebt nach oben vorne.

Becken – die vorderen Becken-knochen nach vorne bewegen

Bewegungsauftrag für die Kinder, Reizwort – langer Bauch

Die krumme Körperhaltung

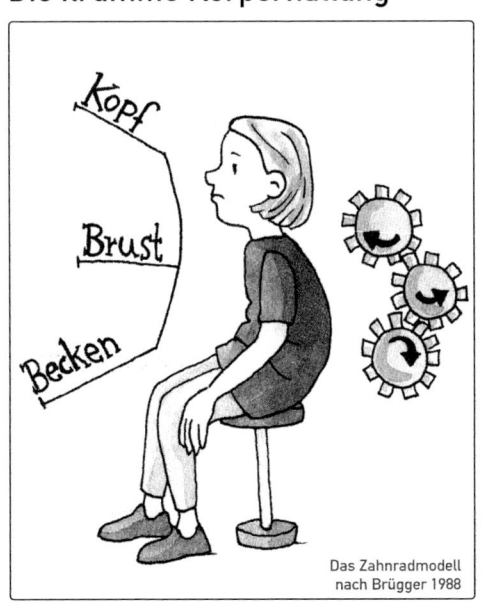

Das Zahnradmodell
nach Brügger 1988

Kopfstellung – Nacken kurz

Brustkorb – der Brustkorb senkt sich nach hinten unten

Becken – die vorderen Becken-knochen nach hinten bewegen

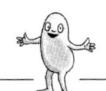

Die aktive Sitzhaltung ohne Lehne

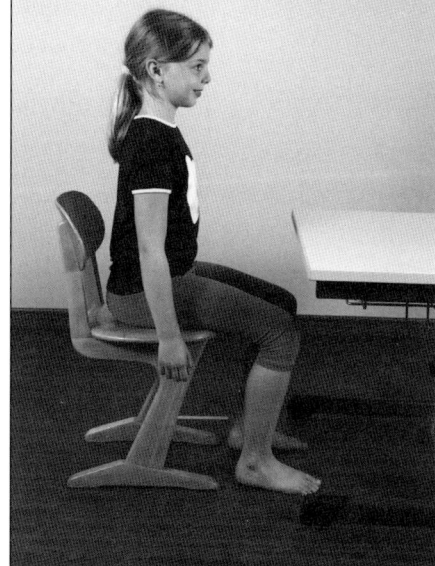

Die aktive Sitzhaltung
(ohne Lehne)

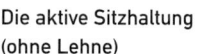

Beschreibung | Setze dich auf den Stuhl im vorderen Bereich der Sitzfläche, ohne die Lehne zu berühren. Deine Füße befinden sich mit der ganzen Sohle auf dem Boden. Die Beine fallen leicht nach außen, sodass ein Tortenstück darin Platz hätte. Dein Bauch ist lang.

Tipp | Diese Sitzhaltung kannst du beim Essen, beim Singen, bei Sitzmöbeln ohne Lehne, auf dem Pezziball® oder auf dem Pendelhocker einnehmen.

Beachte | Achte auf einen passenden Stuhl für dich! (Unterschenkellänge = Stuhlhöhe) Den Bauch nur so viel strecken, dass deine Rückenmuskulatur entspannt bleiben kann! Dies ist eine anstrengende Sitzhaltung, deshalb nur für kurze Sitzeinheiten geeignet!

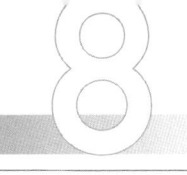

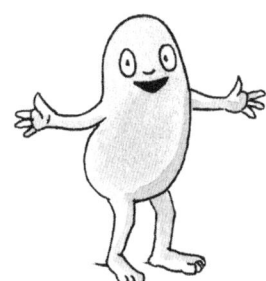

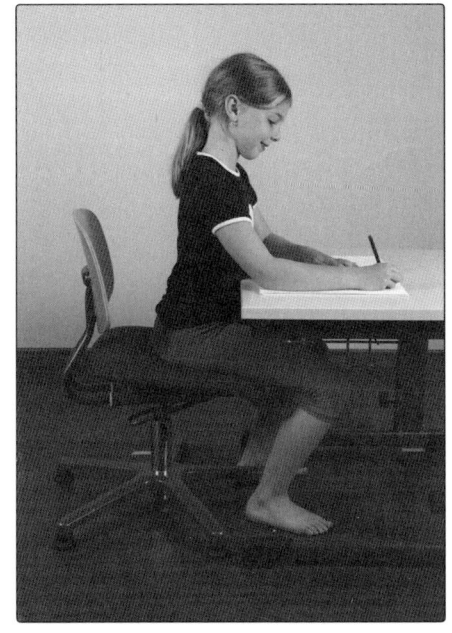

Die Schreibhaltung

Beschreibung | Stell dir vor, du möchtest einen Brief schreiben.
Setze dich an deinen Schreibtisch in deiner gewohnten Schreibhaltung.
Kontrolliere die Länge deines Bauches.
Wenn du Falten am Bauch entdeckst, strecke deinen Oberkörper und mache den Bauch lang.
Lehne dabei deinen Brustkorb an die vordere Schreibtischkante an.

Tipp | Diese Sitzhaltung kannst du beim Schreiben, Malen, Lesen am Schreibtisch einnehmen.

Beachte | Variiere den Abstand vom Stuhl zum Tisch, um deine persönliche Sitzposition zu finden.
Achte auf die für dich passende Tischhöhe (siehe S. 136).

Die so genannte Zuhörerhaltung

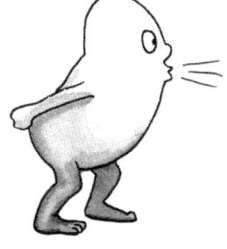

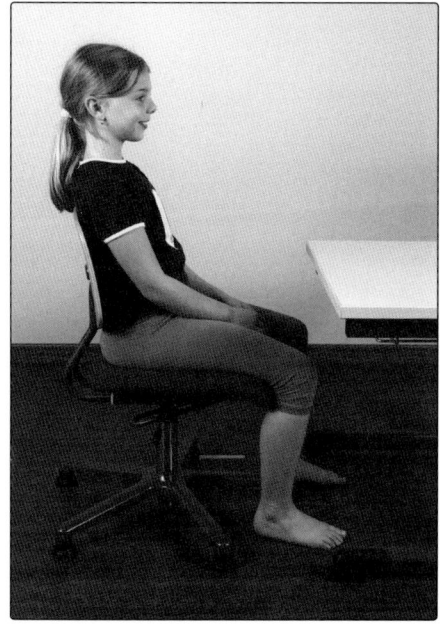

Die so genannte
Zuhörerhaltung

Beschreibung | Setze dich in der aktiven Sitzhaltung an die vordere
Stuhlkante.
Rutsche mit dem Po so weit nach hinten in Richtung Lehne,
bis du den Po in den Zwischenraum von Lehne und Sitzfläche
schieben kannst.
Stütze deinen Rücken bequem an der Rückenlehne ab.
Dein Bauch soll dabei immer lang bleiben.

Tipp | Diese Sitzhaltung kannst du beim Zuhören und Nachdenken
oder zum Ausruhen einnehmen.

Alternative Sitz- und Arbeitshaltungen

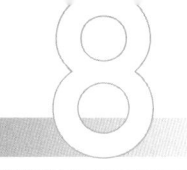

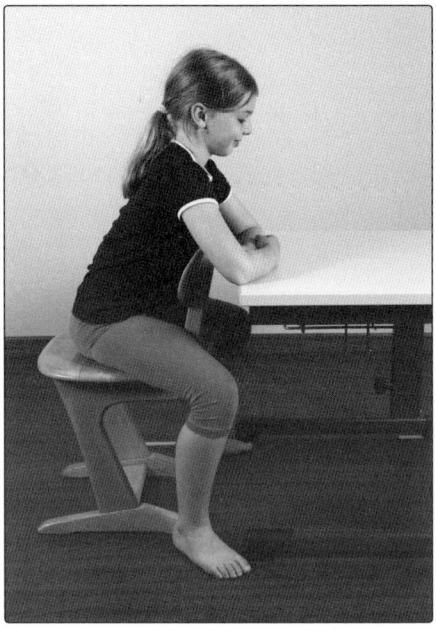

Beispiel für
eine alternative
Sitzhaltung

Keine Sitzhaltung, auch wenn sie korrekt und aufrecht durchgeführt wird,
ist auf Dauer gesund. Um unserem Bewegungsapparat und dem natürlichen
Bewegungsdrang der Kinder gerecht zu werden, soll Sitzen immer mit Dynamik
verbunden werden.

Die Dynamik kann auf **zwei Wegen** erreicht werden:

1. Die Kinder befinden sich in einer Sitzposition, und ihr Rumpf wird immer wieder
    in eine andere Stellung gebracht, oder sie führen kleine Bewegungen mit dem
    Rumpf aus. Sie befinden sich z.B. zuerst in der so genannten Zuhörerhaltung
    und stützen sich danach mit den Handflächen auf den Oberschenkeln ab.

2. Die Kinder nehmen unterschiedliche Arbeitspositionen ein. Je nach Raum-
    bedingungen und Unterrichtssituation können Sie Aufgaben im Sitzen,
    in Bauchlage oder im Stehen erledigen lassen.

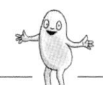

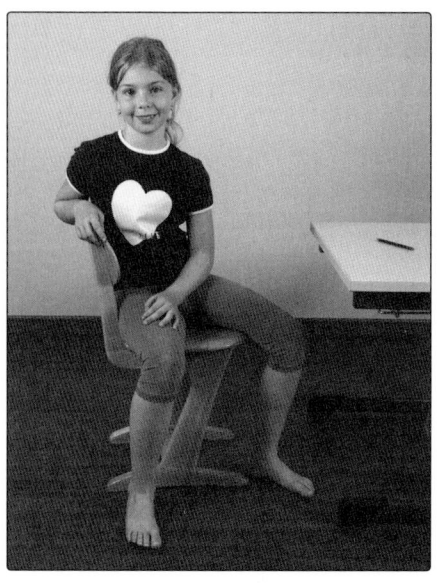

Beachte:
Besonders „bewegte Unterrichts-
oder Lernformen", wie z.B. Stationen-
Training oder Laufdiktate, bieten sich
für unterschiedliche Arbeitspositionen
an. Hier ist nicht nur eine differenzierte
und sehr individuelle Vorgehensweise
im Unterrichtsstoff möglich, sondern
sie kommt den Kindern in ihrem Bewegungsdrang sehr entgegen.

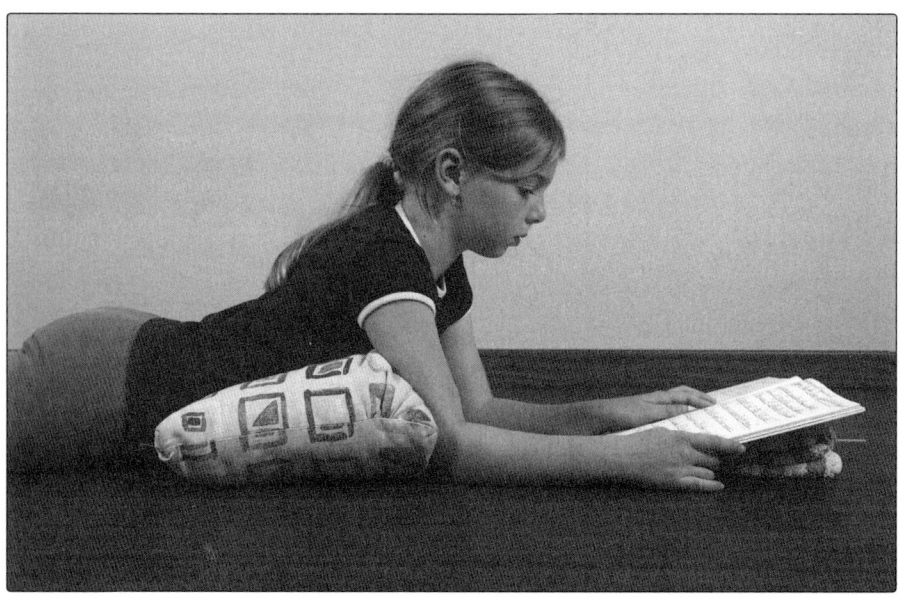

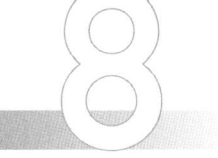

Die Anpassung
von Stuhl und Tisch

Ein auf die individuellen Körperlängen angepasster Stuhl und Tisch erleichtern das Einnehmen und Beibehalten einer aufrechten, physiologischen Sitzhaltung. Schlecht konstruierte und eingestellte Sitzmöbel verstärken die krumme Körperhaltung.

Die Gesamtkörpergröße, die oft als Auswahlkriterium herangezogen wird, spielt bei der Einstellung von Stuhl und Tisch eine untergeordnete Rolle. Teilkörperlängen wie die Beinlänge und die Oberkörperlänge sind die entscheidenden Maße, die beachtet werden müssen.

Das folgende Beispiel macht es für Sie deutlich: Zwei Menschen mit der gleichen Gesamtkörpergröße benötigen nicht zwingend den gleichen Stuhl und Tisch. Lucas hat lange Beine und einen kurzen Oberkörper, und Kilian hat kurze Beine und einen langen Oberkörper. Beide erreichen aber die gleiche Gesamtkörpergröße. Lucas mit den langen Beinen benötigt einen höheren Stuhl als Kilian mit den kurzen Beinen. Die richtige Tischhöhe kann ebenfalls variieren.

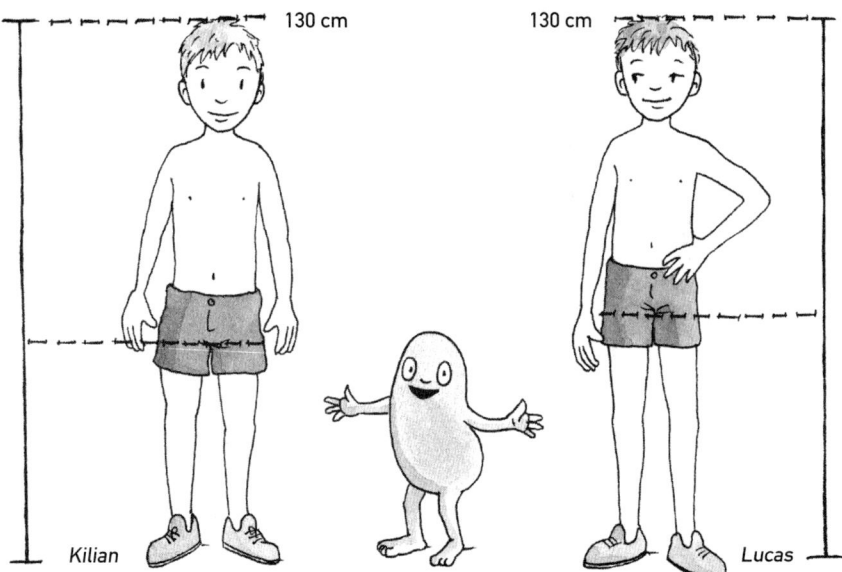

Mit der Kopiervorlage „Die Körpermaße …" (S. 153) können Sie mit den Kindern den eigenen Körper genau vermessen. Anhand der Maße findet jedes Kind für sich den passenden Stuhl und Tisch.

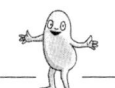

Die **wichtigsten Kriterien** zur Anpassung der Sitzmöbel sind Stuhlhöhe,
Tischhöhe, Stuhllehne und Tischplattenneigung,

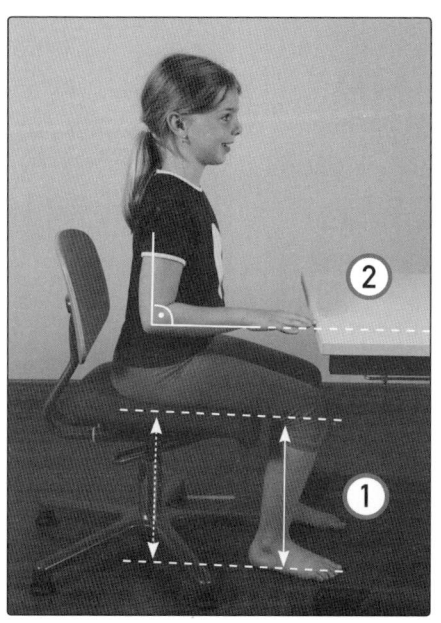

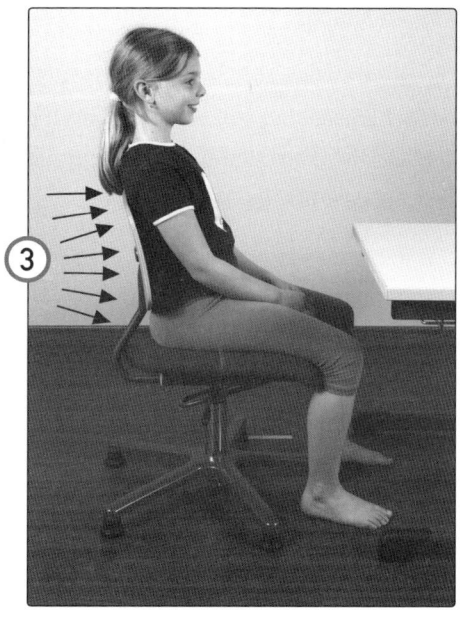

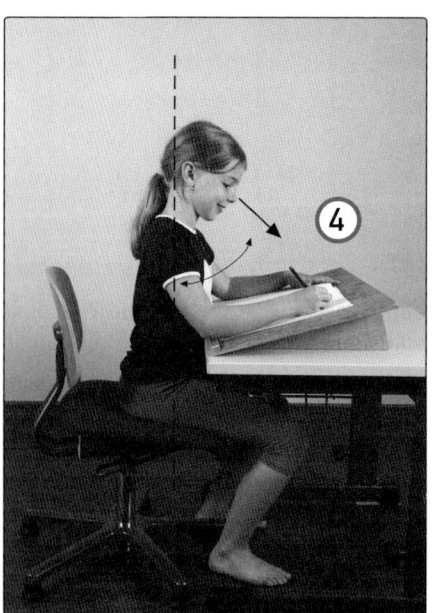

(1) Stuhlhöhe

(2) Tischhöhe

(3) Stuhllehne

(4) Tischplattenneigung

Stuhlanpassung

Stuhlhöhe
= Unterschenkelhöhe

Für die Auswahl der Stuhlhöhe stehen die Füße mit der ganzen Sohle auf
dem Boden. Sie sitzen auf dem Stuhl in der aktiven Sitzhaltung (siehe S. 128).
Die Hand gleitet an der Oberschenkelunterseite bis zum Unterschenkel vor und
endet dort am Ende des Unterschenkelknochens. Tipp: Diese Höhe mit einem
Besenstil, Stab oder Tafellineal festhalten und auf den Stuhl übertragen.

Stuhltiefe
= Oberschenkellänge

Beim Einnehmen der so genannten Zuhörerhaltung dürfen die Kniekehlen und
die Hinterseite des Unterschenkels den Stuhlrand nicht berühren. Dort verlaufende
Nerven und Gefäße können bei Druck durch die Stuhlkante abgeklemmt oder
irritiert werden.

Stuhllehne
= von den Schulterblattspitzen zum oberen Beckenrand

Es ist von Vorteil, wenn die Stuhllehne höhenverstellbar ist. Sie sollte so eingestellt
oder entsprechend geformt sein, dass die Lehne die physiologische Schwingung
der Lendenwirbelsäule unterstützt. Der Rücken wird am besten im Bereich zwischen
Beckenkamm und den unteren Schulterblattspitzen unterstützt.

Stuhlfläche
= waagerecht und griffig

Eine waagerecht eingestellte Sitzfläche ermöglicht eine optimale Einnahme
der so genannten Zuhörerhaltung, der aktiven und der Schreibhaltung.
Schreibtischstühle haben häufig eine flexibel einstellbare Sitzfläche. Je nach
Sitzhaltung wird die Sitzfläche leicht nach vorne oder hinten geneigt (so genannte
Zuhörerhaltung = nach hinten geneigt, Schreibhaltung = nach vorne geneigt).

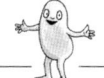

Tischanpassung

Tischhöhe
= Höhe der Ellenbogenspitze, Handinnenflächen

Bei der aktiven Sitzhaltung die Schultern locker nach unten hängen lassen. Wenn die Ellbogen 90 Grad gebeugt sind, zeigt die Handinnenfläche die Tischhöhe an.

Tischplattenneigung
= horizontal oder 16 Grad Neigung

Die horizontal eingestellte Tischplatte ermöglicht eine physiologische Körperhaltung. Eine um 16 Grad geneigte Tischplatte hat eine bessere und entspannte Kopfhaltung zur Folge. Die fehlende Tischplattenneigung kann durch ein mobiles Schrägpult (siehe S. 141) optimal ersetzt werden.

Tischbeinkonstruktion
= leichtes Grätschen der Oberschenkel soll möglich sein

Um eine stabile und flexible Bein- und Fußstellung zu ermöglichen, soll für die Oberschenkel und Füße nach oben, zur Seite und nach vorne genügend Spielraum sein.

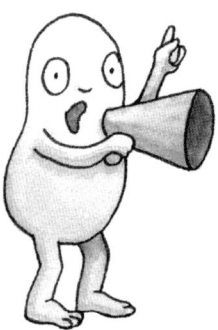

Wichtig!

🖐 Stuhl und Tisch etwa alle 2–3 Monate kontrollieren.

🖐 Kinder wachsen über einen langen Zeitraum und zu unterschiedlichen Zeiten!

🖐 Die Kinder möglichst früh zur Selbstverantwortung in diesem Bereich motivieren und Hilfen anbieten. Beispiel: *„Wenn du bemerkst, dass deine Hosen zu kurz werden, musst du immer Stuhl- und Tischhöhe kontrollieren."*

Tricks zum Anpassen vorhandener Sitzmöbel

Stuhl zu hoch

Die Folgen: Wenn die Füße bei der so genannten Zuhörerhaltung nicht mit der gesamten Sohle auf dem Boden stehen können, ist der Stuhl für das Kind zu hoch. Das Beibehalten der aufrechten Körperhaltung ist auf diese Weise viel mühsamer, und die Folge ist ein baldiges Einnehmen der krummen Körperhaltung.

Problemlösung: Den fehlenden Fußsohlen-Kontakt mit einem Schemel, einer Kiste oder einem dicken Telefonbuch ausgleichen. Auf der Erhöhung werden die Füße so abgestellt wie auf dem Boden.

Stuhl zu niedrig

Die Folgen: Eine vermehrte Beugung in den Hüft- und Kniegelenken. Um die aufrechte Schreibhaltung einzunehmen, muss das Becken, auf dem der aufrechte Oberkörper (Wirbelsäule) ruht, etwas nach vorne rollen. Die Rollbewegung des Beckens nach vorne entspricht ebenfalls einer Beugung im Hüftgelenk. Nachdem durch die niedrige Ausgangsstellung die Hüftbeugung schon ziemlich ausgeschöpft ist, kann das Rollen des Beckens nach vorne nur ungenügend stattfinden. Eine krumme Wirbelsäulenstellung ist die Folge.

Problemlösung: Die fehlende Stuhlhöhe muss z.B. durch ein Hartschaumkissen oder durch einen alten Kinderautositz (Sitzerhöhung ohne Lehne) ausgeglichen werden. Die Sitzflächenerhöhung sollte fest und formstabil sein, damit sie eine sichere, nicht rutschende Sitzfläche bietet. Bei der Erhöhung der Sitzfläche ist die Lehnen-Konstruktion meist nicht mehr passend und kann nicht optimal genutzt werden. Deshalb sollte diese Art der Stuhlanpassung kein Dauerzustand sein. Für das Kind ist ein höherer oder höhenverstellbarer Stuhl sinnvoll.

Lehne ungünstig konstruiert

Die Folgen: Wenn das Kind in der so genannten Zuhörerhaltung die Lehne benutzen möchte, unterstützt die Lehne nicht die natürliche aufrechte Haltung des Oberkörpers. Der Oberkörper muss sich an die Form der Lehne anpassen. Die Muskeln, Bandscheiben, Wirbelsäule usw. werden ungünstig belastet.

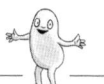

Der Körper reagiert auf unphysiologische Körperhaltungen mit Unruhe, Unwohlsein, Muskelverspannungen, Suchen nach anderen Sitzhaltungen …

Problemlösung: Die Form der Lehne mit einem Kissen o. Ä. Hilfsmitteln so ausgleichen, dass das Nutzen der Lehne mit langem Bauch möglich ist.

Sitzfläche zu glatt

Die Folgen: Eine glatte und somit rutschige Sitzfläche hat beim Nutzen der Lehne, in der so genannten Zuhörererhaltung, ungünstige Konsequenzen auf den Muskelapparat und das Skelett. Bei der so genannten Zuhörererhaltung wird ein Teil des Gewichts an die Lehne abgegeben. Dadurch erfolgt ein kleiner Schub auf das Becken nach unten-vorne. Wenn die Beschaffenheit der Sitzfläche zu glatt ist, rutscht der Mensch durch den Schub auf der Sitzfläche nach vorne weg. Die Folgen sind unterschiedlich: Manche Menschen geben dem Schub nach vorne unten nach und rutschen auf der Sitzfläche zu weit nach vorne und nutzen dann in einer krummer Sitzhaltung die Lehne. Andere empfinden das Wegrutschen nach vorne als störend und stemmen sich mit den Beinen dagegen. Dies hat eine hohe Spannung der hinteren Beinmuskelkette zur Folge. Auf längere Sicht führt die hohe Spannung der hinteren Beinmuskelkette schneller in die krumme Körperhaltung.

Problemlösung: Auf die glatte Sitzfläche ein Fensterledertuch legen.

Tisch zu hoch

Die Folgen: Um die Tischplatte in der Schreibhaltung optimal nutzen zu können, befindet sich die Tischplatte auf der gleichen Höhe wie die Ellbogenspitze. Bei der beschriebenen Einstellung kann der Unterarm zum Schreiben entspannt abgelegt werden. Sobald die Tischplatte zu hoch ist, muss der Schultergürtel hochgezogen werden, um den Unterarm zum Schreiben auf der Tischfläche zu positionieren. Durch die ständig vermehrte Anspannung der Schulter-Nacken-muskulatur kann eine Überlastung des Schultergürtels und Nackenverspannungen die Folge sein. Ein zu hoher Tisch ist für Kinder sowohl beim Schreiben als auch beim Essen sehr anstrengend.

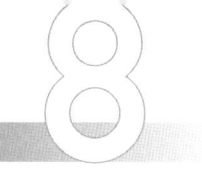

Problemlösung: Die fehlende Stuhlhöhe muss z.B. durch ein Hartschaumkissen oder durch einen alten Kinderautositz (Sitzerhöhung ohne Lehne) ausgeglichen werden. Die Sitzflächenerhöhung soll aus einem festen, formstabilen Material sein, um eine sichere, nicht rutschende Sitzfläche zu bieten. Bei der Erhöhung der Sitzfläche ist die Lehnen Konstruktion meist nicht mehr passend und kann nicht optimal genutzt werden. Deshalb sollte diese Art der Stuhlanpassung kein Dauerzustand sein. Für das Kind ist ein höherer oder höhenverstellbarer Stuhl sinnvoll.

Tisch zu niedrig

Die Folgen: Um mit einem langen Bauch die Schreibposition an einem zu niedrigen Tisch einnehmen zu können, muss der aufrechte Oberkörper vermehrt nach vorne geneigt werden. Eine vermehrte Beugung in den Hüftgelenken und in den Kopfgelenken ist dazu nötig. Am Hinterhaupt austretende Nerven und Gefäße und dort ansetzende Muskeln und Sehnen werden dabei stark auf Länge gefordert. Der typische Schulkopfschmerz (Gutmann, 1976) kann dabei provoziert werden. Die Muskeln ermüden in der extremen Körperhaltung schneller. Die aufrechte Körperhaltung wird schneller durch die krumme Körperhaltung ersetzt.

Problemlösung: Die Tischhöhe (Tischbeine) an die Körperlängen des Kindes anpassen (siehe S. 136, Tischanpassung). Der Tisch mit der Erhöhung muss stabil und sicher sein.

Fehlende Tischplattenneigung

Die Folgen: Die Folgen entsprechen denen der zu niedrigen Tischplatte.

Problemlösung: Ein transportables Schrägpult (siehe S. 141) wird je nach Situation auf den Tisch gestellt und ersetzt die schräg einstellbare Tischplatte. Die schräge Arbeitsfläche erleichtert das Beibehalten der aufrechten Körperhaltung beim Arbeiten am Tisch.

Hilfsmittel zur Verbesserung des Arbeitsplatzes

Popo-Lift

Beschreibung: Hartschaumkissen, Styropor®-Autokissen

Ziel: Sitzflächenerhöhung, Stühle für Erwachsene können auf die Größenverhältnisse von Kindern angepasst werden.

Achtung: Wenn möglich auch die Auflagefläche für die Füße mit einem Schemel oder einem dicken Buch erhöhen. Das Beibehalten der aufrechten Körperhaltung fällt dann leichter!

Lendenkissen

Beschreibung: Lendenkissen, gefaltetes Handtuch oder Kleidungsstück

Ziel: Unterstützen der natürlichen Wirbelsäulenschwingung, Entlastung der Rückenmuskeln, ungünstig gestaltete Lehnen können bandschi-freundlicher genutzt werden

Achtung: Die Schwingung in der Lendenwirbelsäule soll als angenehm wahrgenommen werden, nur gering unterlagern!

Antirutsch-Auflage

Beschreibung: Fensterledertuch

Ziel: das Vorrutschen auf glatten Sitzflächen von Stühlen verhindern

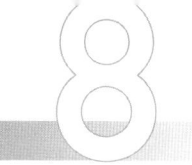

Schrägpult

Ziel: Mit dem Schrägpult kann
eine schräg einstellbare Tischplatte
ersetzt werden. Zum Schreiben wird
das Heft auf dem Schrägpult abgelegt.
Die flexible Arbeitsfläche mit einem
Neigungswinkel von ca. 16 Grad erleichtert das Beibehalten der bandschifreundlichen Schreibhaltung.

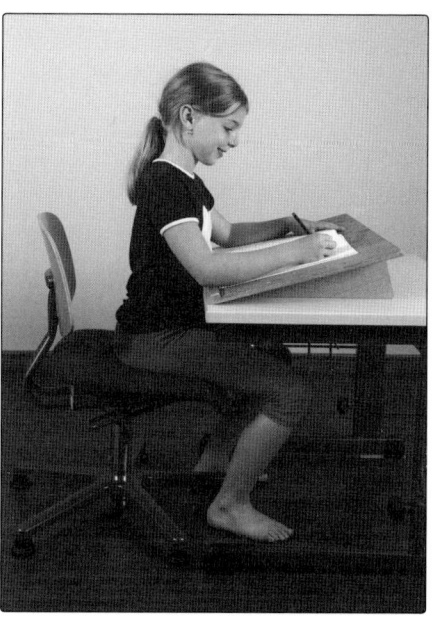

Buchstütze

Ziel: Die Buchstütze kann zum Lesen im Sitzen oder in Bauchlage genutzt
werden. Durch die Position des Buches muss der Kopf des Lesenden weniger
stark gebeugt werden. Eine Entlastung der Halswirbelsäule und der oberen
Kopfgelenke sind die Folge.

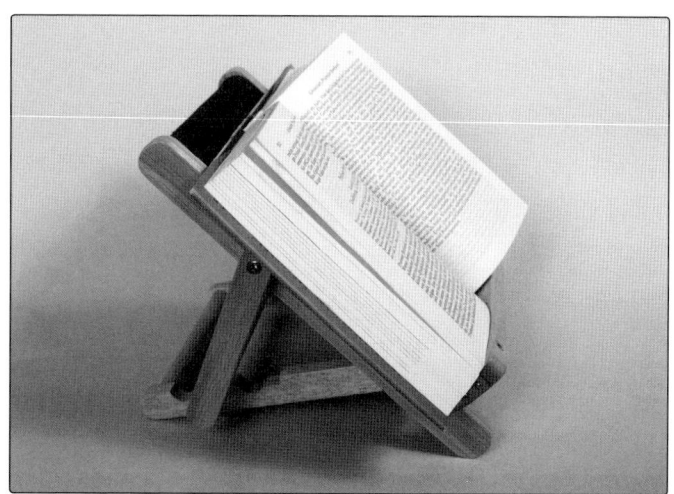

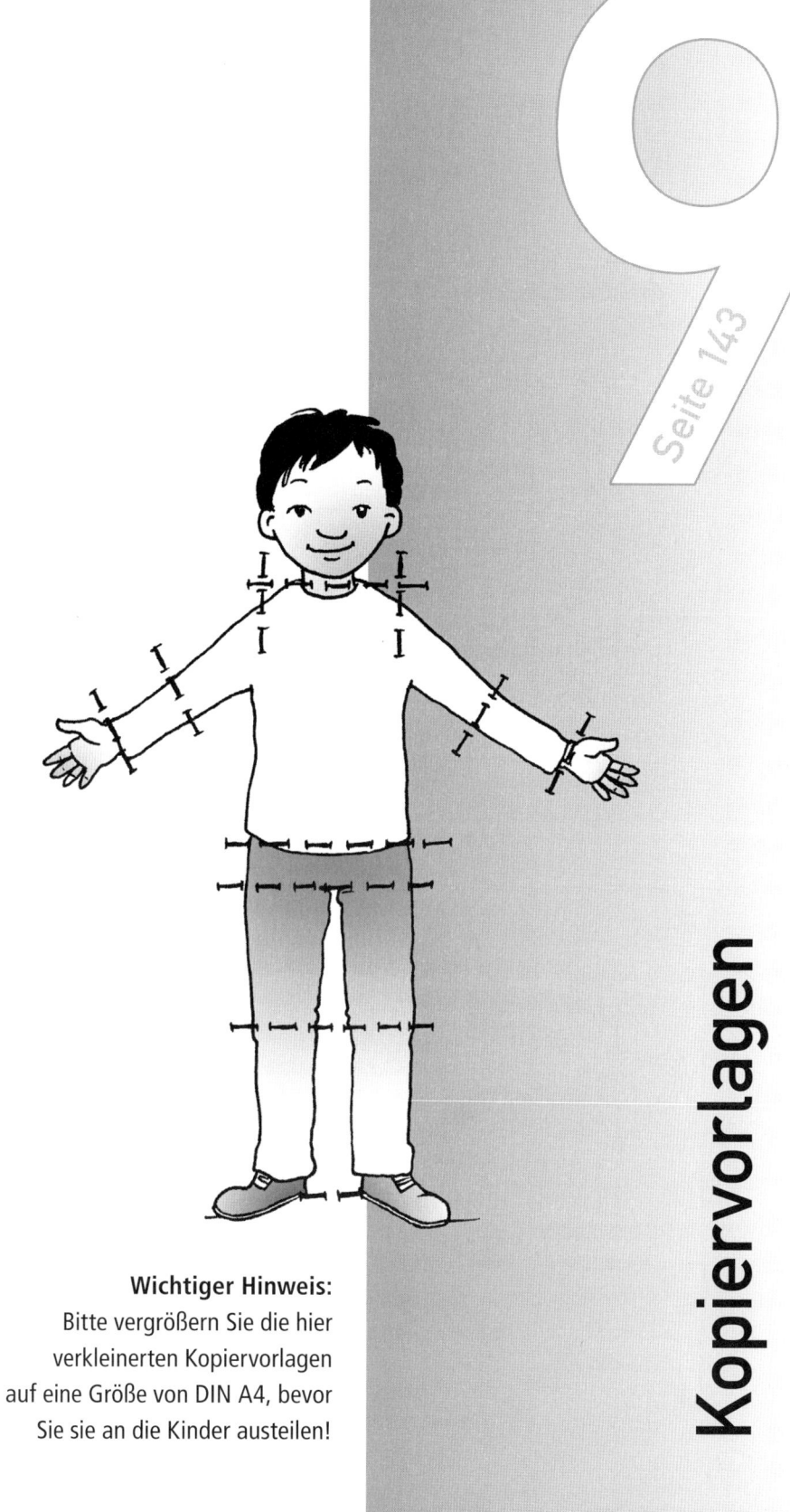

Kopiervorlagen

Wichtiger Hinweis:
Bitte vergrößern Sie die hier
verkleinerten Kopiervorlagen
auf eine Größe von DIN A4, bevor
Sie sie an die Kinder austeilen!

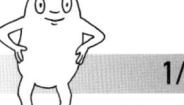

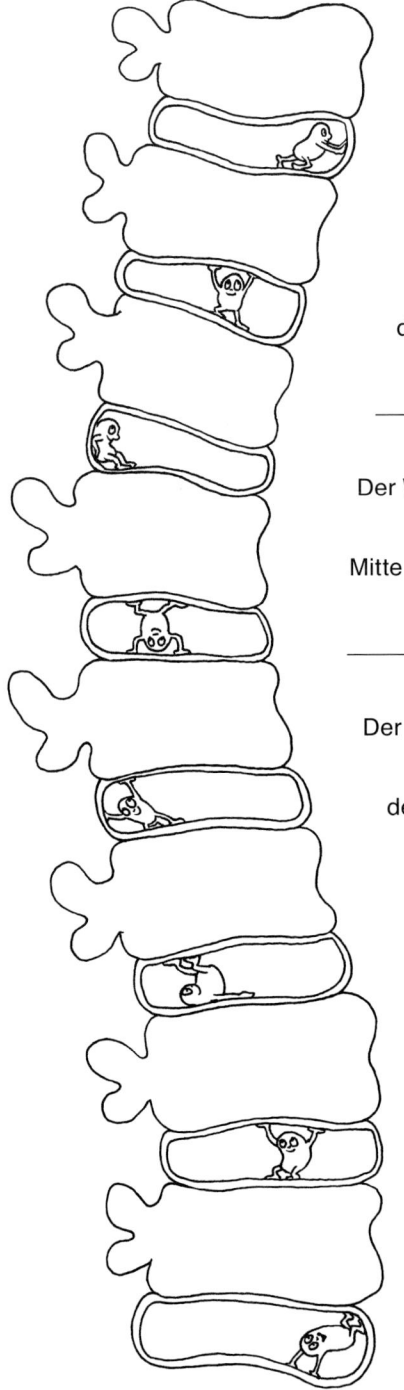

Die Geschichte der Bandschis®

Wie funktioniert die Wirbelsäule, und wie ist sie aufgebaut?

**Trage die passenden Wörter
in die Lücken ein.**

Mein Name ist Bartholomäus, aus der Familie

der Bandschis. Die Menschen sagen dazu

_____ .

Der Wirbelturm, in dem wir wohnen, ist in der

Mitte des Oberkörpers. Die Menschen sagen dazu

_____ .

Der Wirbelturm besteht aus vielen Knochen,

den _____ .

Der Knochen ist _____

_____ .

Jeweils zwischen zwei

_____

liegen die Wohnungen der Bandschis.

Ohne uns würden die Wirbelknochen

bei jeder Bewegung aufeinanderschlagen.

© Verlag an der Ruhr | Autorin: Sabine Kollmuß | ISBN 978-3-8346-0789-8 | www.verlagruhr.de

Es wäre furchtbar laut und sie würden kaputt gehen. Die Bandschis sind

wie _____, sie machen alles weich und leise.

Die Wände unserer Wohnungen sind _____

wie bei einem Gummiball. Dadurch wird der Wirbelturm beweglich.

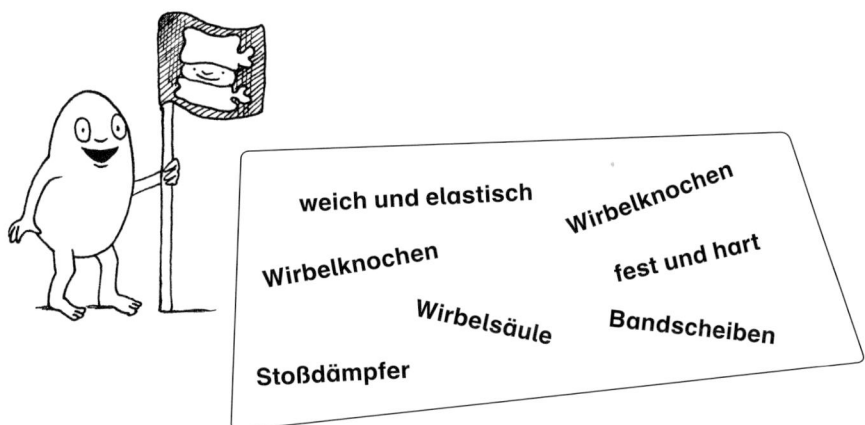

weich und elastisch   Wirbelknochen

Wirbelknochen   fest und hart

        Wirbelsäule   Bandscheiben

Stoßdämpfer

© Verlag an der Ruhr | Autorin: Sabine Kollmuß | ISBN 978-3-8346-0789-8 | www.verlagruhr.de

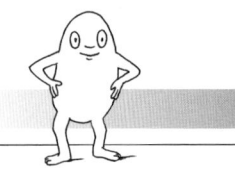

Die Wirbelturm-Karte

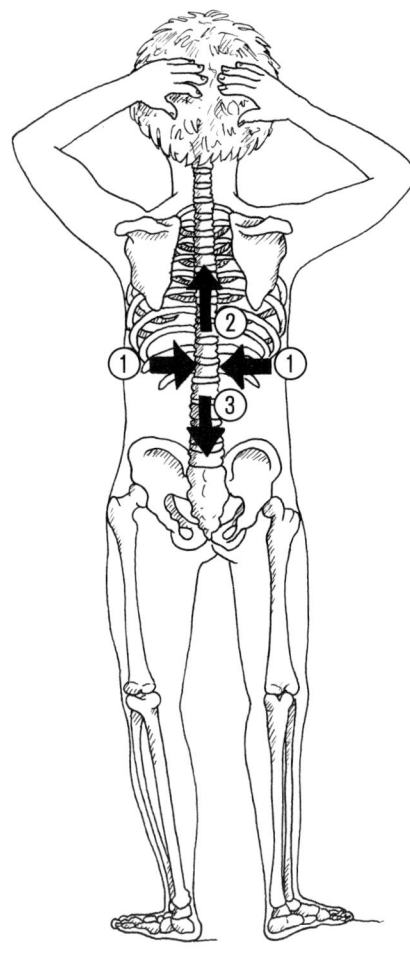

So findest du deinen Wirbelturm:

① Lege je eine Hand seitlich an den Oberkörper. Die Hände bewegen sich in die Mitte des Oberkörpers, bis du in der Mitte kleine harte Stellen findest = Wirbelknochen.

② Du bewegst die Hände Wirbelknochen für Wirbelknochen nach oben bis zum Haaransatz.

③ Du fühlst die Wirbelknochen nach unten bis zum Hosenbund. Mache dich auf die Suche nach weiteren Knochen: das Schulterblatt, der Beckenknochen, der Oberschenkelknochen, die Rippen-knochen, die Kniescheibe.

Der Wirbelturm der Bandschis ist die _____ der

Menschen. Die Wirbelsäule ist die wichtigste _____ des Körpers.

Sie befindet sich im _____ . Die Wirbelsäule steht auf

dem _____ und auf ihr ruht unser _____ .

Kopf Becken
Stütze Oberkörper Wirbelsäule

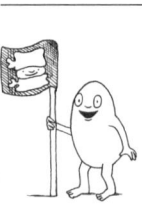

© Verlag an der Ruhr | Autorin: Sabine Kollmuß | ISBN 978-3-8346-0789-8 | www.verlagruhr.de

Das Skelett

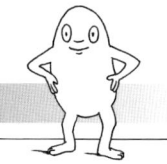

Das menschliche Skelett besteht aus **über 200 Knochen**. **Muskeln** und **Sehnen** halten die Knochen zusammen und bewegen sie. Während des gesamten Lebens verändern sich die Knochen. Am deutlichsten ist das sichtbar, wenn die Knochen in der Länge zunehmen und ein Kind wächst. Damit die Knochen hart bleiben und bei den Kindern richtig gut wachsen können, braucht der Mensch viel **Bewegung**, **gesunde Ernährung** und **Sonne**.

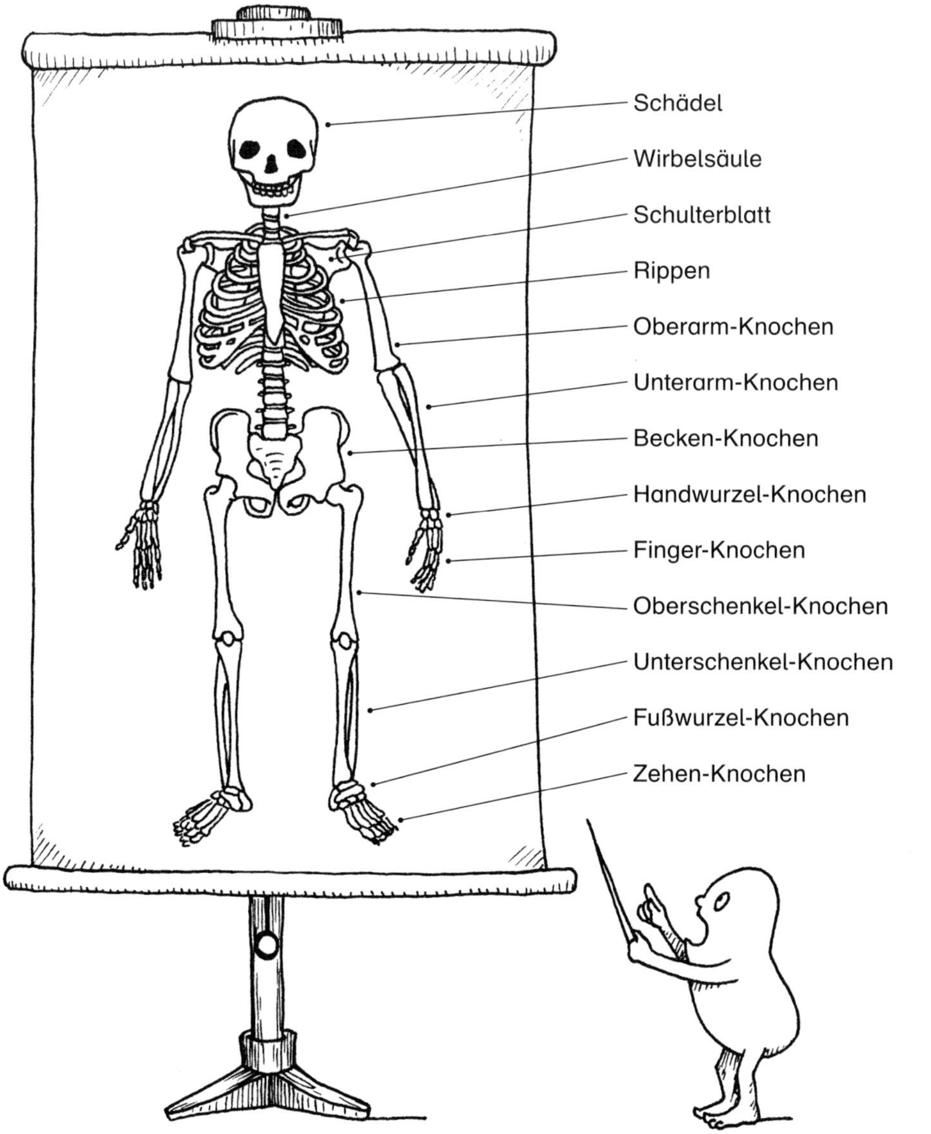

- Schädel
- Wirbelsäule
- Schulterblatt
- Rippen
- Oberarm-Knochen
- Unterarm-Knochen
- Becken-Knochen
- Handwurzel-Knochen
- Finger-Knochen
- Oberschenkel-Knochen
- Unterschenkel-Knochen
- Fußwurzel-Knochen
- Zehen-Knochen

© Verlag an der Ruhr | Autorin: Sabine Kollmuß | ISBN 978-3-8346-0789-8 | www.verlagruhr.de

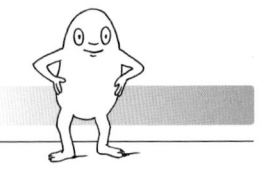

Bandschi®-Experten-Ausweis

Bewegungstagebuch	
Mo	
Di	
Mi	
Do	
Fr	
Sa	
So	

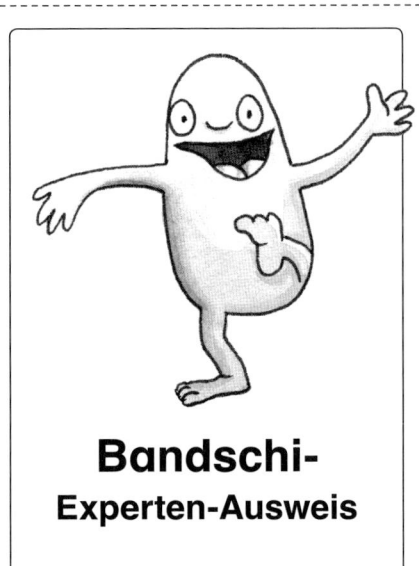

Bandschi-
Experten-Ausweis

von _____

Datum _____ Stempel

Stuhl und Tisch überprüft!

◄◄

◄◄

◄◄

◄◄

◄◄

Meine Minipausen
bei den Hausaufgaben:

◄◄

◄◄

◄◄

◄◄

Lieblingsentspannung:

◄◄

◄◄

◄◄

◄◄

◄◄

Bandschi-freundliche
Freizeitaktivitäten:

© Verlag an der Ruhr | Autorin: Sabine Kollmuß | ISBN 978-3-8346-0789-8 | www.verlagruhr.de

Gelenke und Muskeln

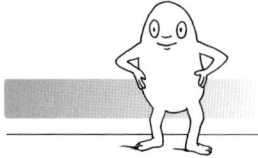

Die bewegliche Verbindung von zwei Knochen heißt **Gelenk**.

Die Knochen eines Gelenks werden durch **Muskeln** bewegt.

Die Muskeln sind an den Knochen angewachsen.

Wie ein Gummiband kann der Muskel **lang werden** und sich wieder **verkürzen**.

Dadurch bewegen sich die Knochen und somit unser gesamter Körper

mit Armen, Beinen, Oberkörper usw.

Für deine Muskeln ist es wichtig, dass du dich regelmäßig
und viel bewegst. So bleiben deine Muskeln elastisch
und werden immer kräftiger!

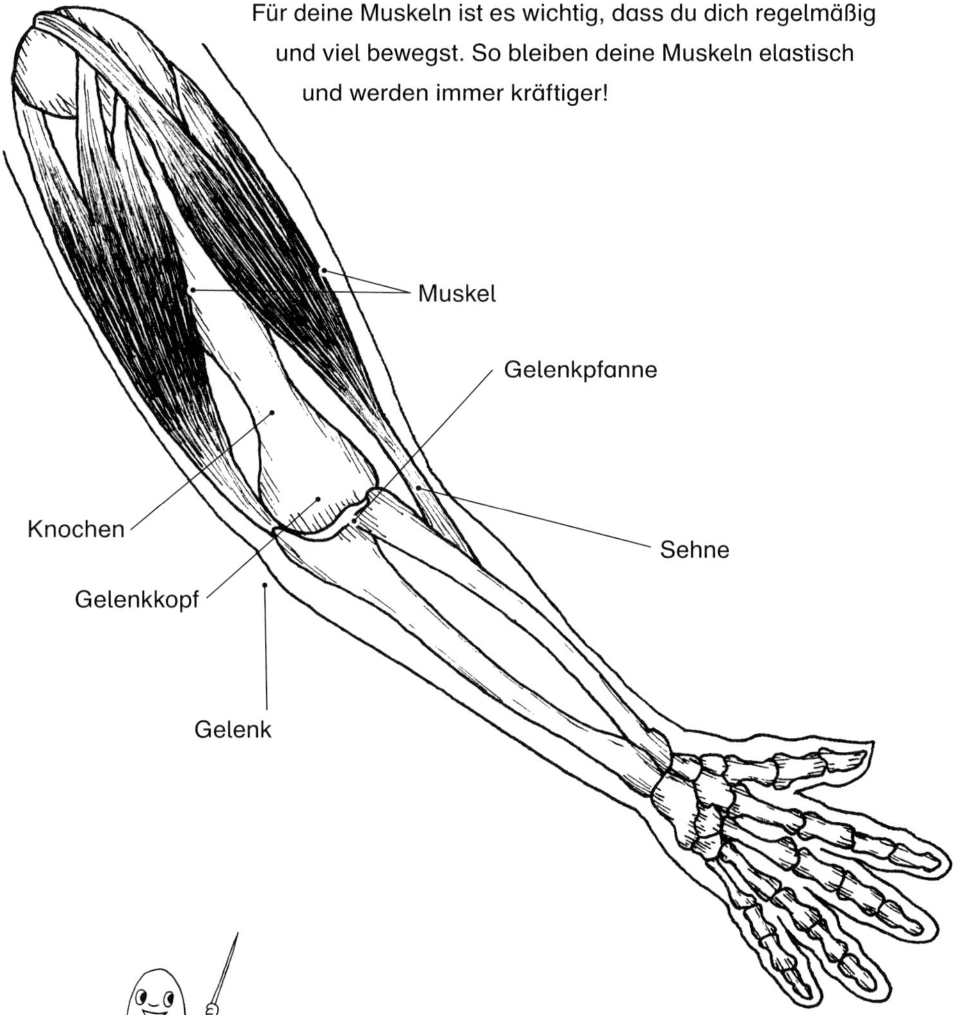

Muskel

Gelenkpfanne

Knochen

Sehne

Gelenkkopf

Gelenk

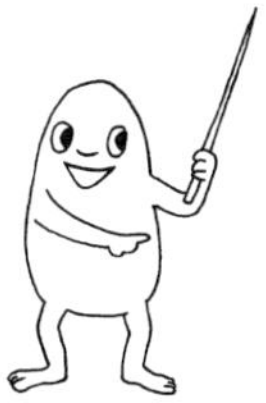

**Welche Gelenke an deinem Körper
kannst du benennen und zeigen?**

© Verlag an der Ruhr | Autorin: Sabine Kollmuß | ISBN 978-3-8346-0789-8 | www.verlagruhr.de

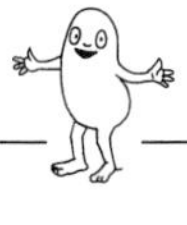

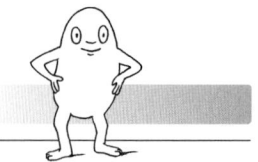

Form der Wirbelsäule

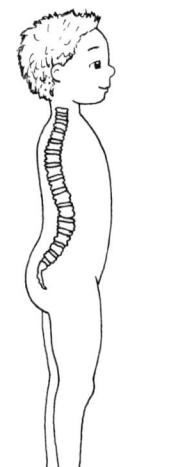

Der Wirbelturm von der Seite betrachtet.

Finde einen Buchstaben in Druckschrift, der eine ähnliche Form hat. Sie ist geschwungen wie ein …

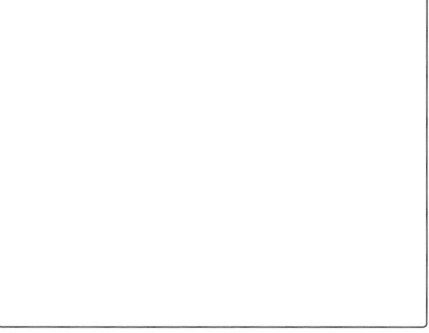

Der Wirbelturm von vorne oder hinten betrachtet.

Finde einen Buchstaben in Druckschrift, der eine ähnliche Form hat. Sie ist gerade wie ein …

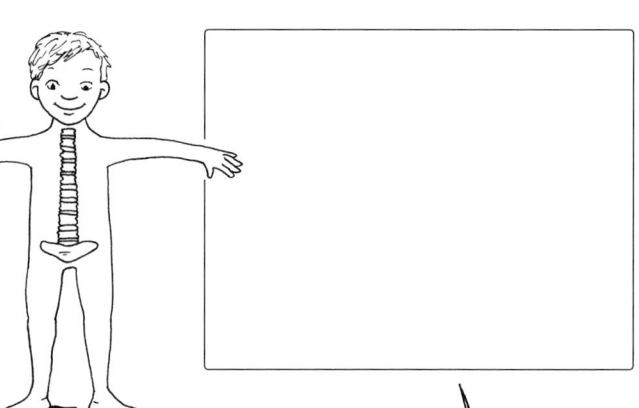

Welche Bedeutung hat die Form der Wirbelsäule?

Die S-Form der Wirbelsäule hat die Wirkung eines Stoßdämpfers. Die Stöße, die auf die Wirbelsäule beim Bewegen einwirken, werden durch die Form (S-Form) und durch die weichen, elastischen Bandscheiben (Bandschis) abgefedert. Starke Muskeln, vor allem am Bauch und Rücken, helfen, die Form der Wirbelsäule zu halten.

Gut trainierte Bauch- und Rückenmuskeln sind in jedem Lebensalter wichtig!

© Verlag an der Ruhr | Autorin: Sabine Kollmuß | ISBN 978-3-8346-0789-8 | www.verlagruhr.de

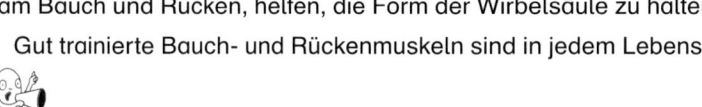

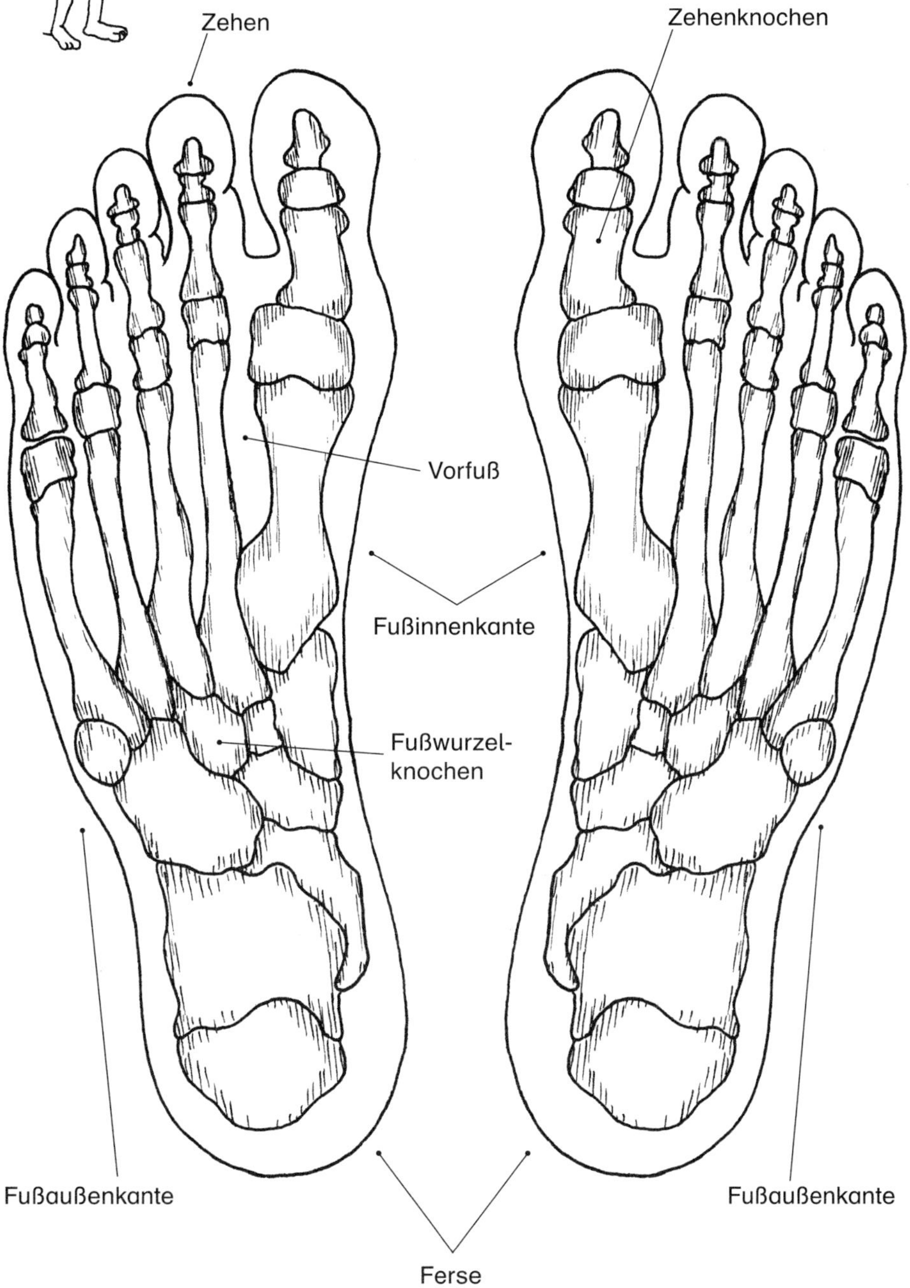

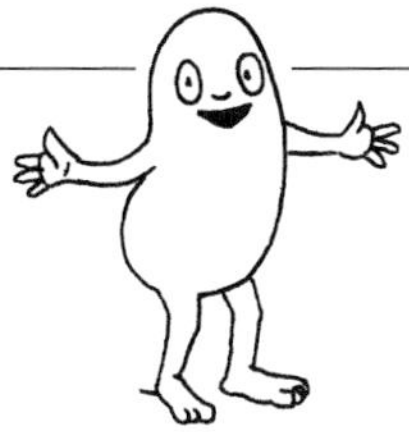

Menschenspuren

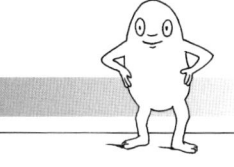

Zehen

Zehenknochen

Vorfuß

Fußinnenkante

Fußwurzel-
knochen

Fußaußenkante

Fußaußenkante

Ferse

© Verlag an der Ruhr | Autorin: Sabine Kollmuß | ISBN 978-3-8346-0789-8 | www.verlagruhr.de

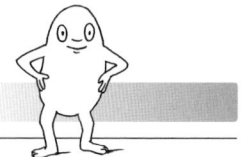

Bandschi®-Memo

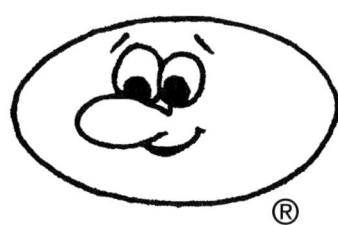
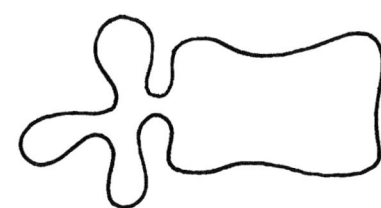

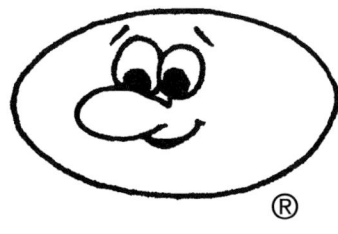
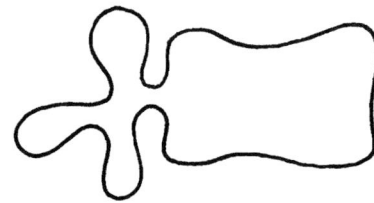

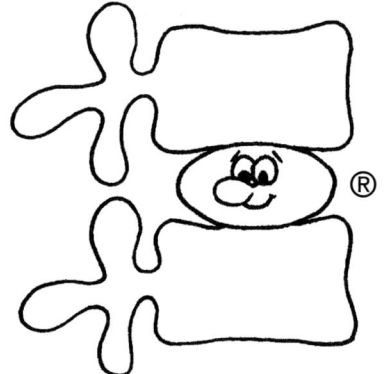
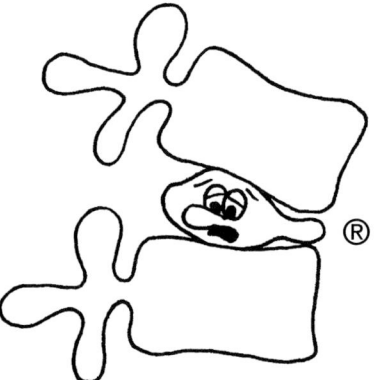

© Verlag an der Ruhr | Autorin: Sabine Kollmuß | ISBN 978-3-8346-0789-8 | www.verlagruhr.de

Die Körpermaße …

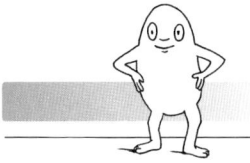

von _____ **aus der Klasse** _____

1. Suche dir einen Partner und miss ihn nach.
2. Schreibe die Längen in die Tabelle.
   Schreibe so: 24 cm 5 mm
3. Die Hilfslinien an der Skizze helfen dir
   beim Messen.
4. Wenn ihr beide fertig seid, könnt ihr
   den Wirbelturm mit den Bandschis
   in die Skizze malen!

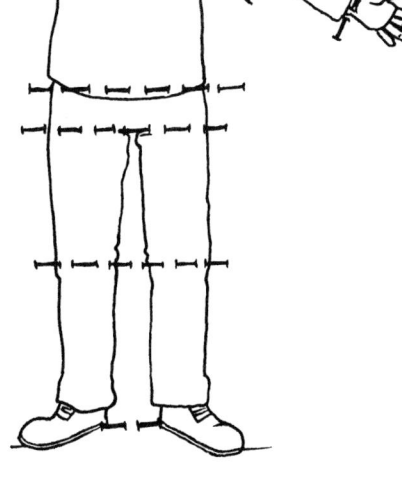

Fuß	
Unterschenkel	
Oberschenkel	
Oberkörper	
Hand	
Unterarm	
Oberarm	
Körpergröße	

Wie hoch soll dein Stuhl sein?

Wie hoch soll dein Tisch sein?

© Verlag an der Ruhr | Autorin: Sabine Kollmuß | ISBN 978-3-8346-0789-8 | www.verlagruhr.de

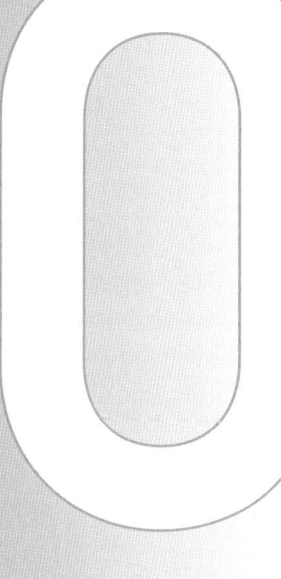

Fächerübergreifender Unterrichtsansatz mit den Bandschis®

Kapitel 10

Haltungs- und Bewegungs-
förderung und der Lehrplan

Die folgenden Tabellen zeigen Ihnen exemplarisch, wie Sie die Inhalte der Haltungs-
und Bewegungsförderung mit den **Lerninhalten des Lehrplans für die Grund-**
schule (orientiert am Lehrplan für die bayerische Grundschule 1.–4. Jahrgangsstufe) verbinden können. Sicher finden Sie noch weitere Lerninhalte in Ihrem
Lehrplan, die sich für eine Verknüpfung anbieten!

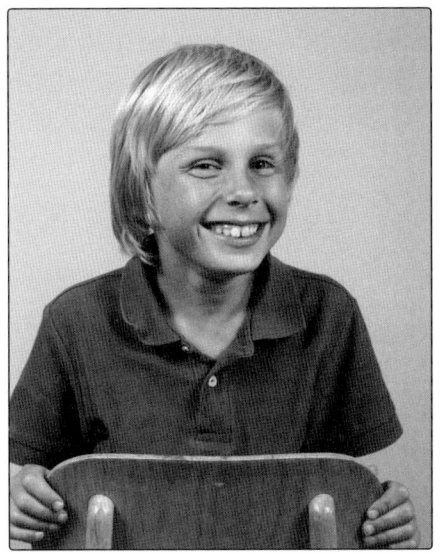
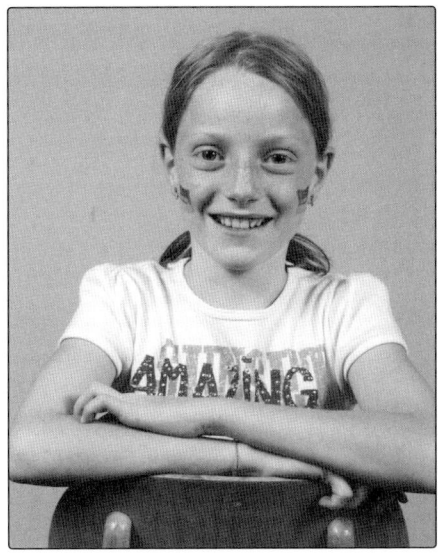
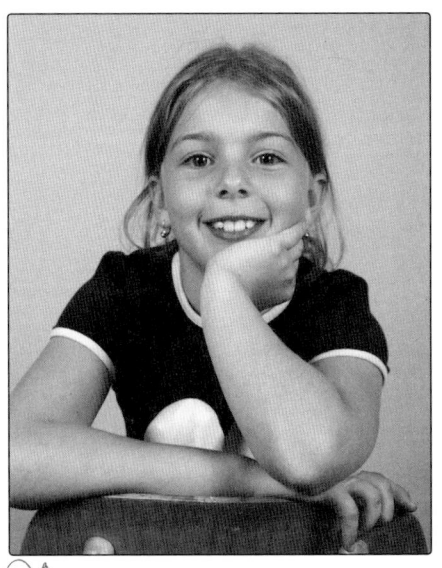
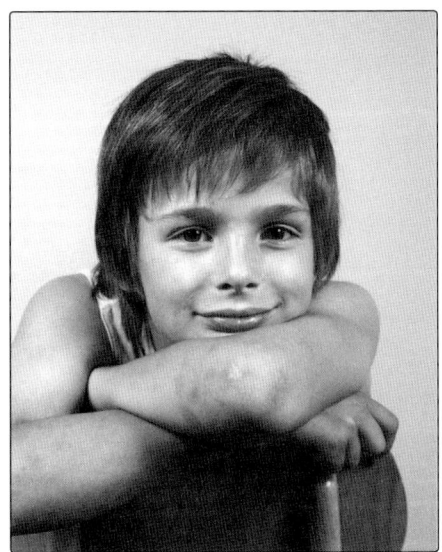

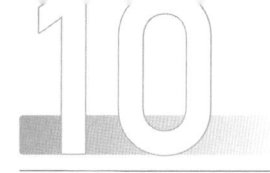
Und so lesen Sie die Tabelle ...

Legende | 1/2.2. → Verweis auf Lehrplan für die bayerische Grundschule
X → flexible Einsatzmöglichkeit

Beispiel 1 | In der 3. Jahrgangsstufe beschäftigen sich die Kinder in Mathematik
bei dem Thema Größen mit Längen (Lehrplan für die bayerische
Grundschule Mathematik 3.4.1.). Dabei lernen sie u.a. das Messen
mit den Längen in cm und mm, verschiedene Schreibweisen usw.
Den Lerninhalt des Lehrplans verknüpfen Sie mit der „Individuellen
Einstellung der Sitzmöbel und ergonomischer Sitzhaltung". Es zeigt
sich, dass sich konkrete Situationen des Alltags mit mathematischen
Mitteln lösen lassen. Hier konkret die Lösung der Frage, welche
Tisch- und Stuhlgröße für jedes Kind die richtige ist. Sie können
dazu die Kopiervorlage „Die Körpermaße ..." (S. 153) einsetzen.
Hier vermessen die Kinder in Partnerarbeit ihre Körper.

Beispiel 2 | Zahlreiche Themengebiete des Sachunterrichts bieten sich an, sie
mit Übungsvorschlägen aus den verschiedenen Kapiteln mit Bewegung und Wahrnehmung zu unterstützen: In der 1./2. Jahrgangsstufe
lernen die Kinder z.B. unter dem Themengebiet „Ich und meine
Erfahrungen – Körperpflege" ihre einzelnen Körperteile genauer
kennen und differenziert zu benennen (Lehrplan für die bayerische
Grundschule HSU 1.2.4). Mit der **Körperwahrnehmungsübung**
„Eincremen" (S. 120) bereiten sich die Kinder auf ein Sonnenver-
gnügen am Strand vor. Dazu cremen die Kinder ihre Körperteile
pantomimisch ein, und sie lernen die unterschiedlichen Bezeichnun-
gen des Körpers dabei kennen. Zusätzlich können Sie für das
Themengebiet „Ich und meine Erfahrungen" die Kopiervorlagen
„Das Skelett (S. 147) und „Die Wirbelturm-Suche" (S. 39) verwenden. In der 2. Jahrgangsstufe setzten Sie sich mit den Kindern,

unter dem Themenschwerpunkt „Ich und meine Erfahrungen –
meine Person" mit Gefühlen und Empfindungen von Menschen
auseinander (Lehrplan für die bayerische Grundschule HSU 2.2.2).
Sie können z.B. mit Hilfe der Übung „Der stolze Sieger" (S. 94) die
Kinder in wichtige Gefühlslagen hinein schnuppern lassen und deren
Auswirkungen auf den Körper und die Seele deutlich werden lassen.

Beispiel 3 | In allen vier Klassenstufen der Grundschule stehen Sie vor der Auf-
gabe, den Schreib- und Leselernprozess voranzutreiben. Ein guter
Haltungshintergrund ist für die grafomotorische Entwicklung als
feinmotorische Leistung besonders wichtig. Mit den **Bewegungs-
experimenten** (Kapitel 5, S. 71 ff.) sensibilisieren Sie die Kinder
für alltägliche Bewegungssituationen wie z.B. das Sitzen am
Schreibtisch. Sie schaffen die Grundlage für mehr Haltungs-
kompetenz. Schreibintensive Unterrichtsphasen bieten sich an, sie
durch ausgewählte Übungen wie der „Katzen-Sitzbuggy" (S. 75),
das „Katzenabenteuer" (S. 73) oder „Schraube" (S. 77) zu ergänzen.
Die Kinder lernen ihre Sitzhaltung besser zu beurteilen, kräftigen die
Rumpfmuskulatur, mobilisieren die Wirbelsäule und großen Gelenke
und spüren, wie wohltuend regelmäßige Bewegungspausen sind.
Leiten Sie die Kinder an, und motivieren Sie beim Lesen bzw. Lernen,
auch Körperhaltungen einzunehmen, die einen Ausgleich zum
Arbeiten am Tisch und Stuhl bieten. Die Bauchlage, unterstützt mit
einem Kissen, könnte hierzu ein praktikabler Vorschlag sein.

1./2. Jahrgangsstufe

Inhalte der fachübergreifenden Bewegungs- und Haltungsförderung	Deutsch	Mathematik	Sachunterricht	Werken	Kunst	Eltern	Ethik	Musik	Päd. Leitthema
Sich und den eigenen Körper genauer kennenlernen.			X				1/2.2.2		1
• Jeder hat Stärken und Schwächen.	X	X	X	X	X				
• Sich selbst wertschätzen.	X	X	2.2.2	X	X				1
• Jeder ist für sich selbst verantwortlich.			2.2.2						
• Wie bleibe ich gesund?			1.2.4						
• Was ist eine gesunde Lebensweise?			1.7.1						
• Welche Möglichkeiten habe ich dazu?									

↳ *Kapitel 1, 2, 3, 4, 5, 6, 7, 8 und 9 (Kopiervorlagen)*

	Deutsch	Mathematik	Sachunterricht	Werken	Kunst	Eltern	Ethik	Musik	Päd. Leitthema
Grundlagen zum Aufbau und Funktion der Wirbelsäule (Die Geschichte der Bandschis, Kapitel 2)	1/2.2 1/2.3.1 1/2.5.3 1/2.5.4		1.4.1.		1.3 2.3				
• der Muskeln	1.1.2 2.4.1								
• der Knochen und Gelenke									

↳ *Einführung, Kapitel 1, 2, 3 und 9 (Kopiervorlagen)*

	Deutsch	Mathematik	Sachunterricht	Werken	Kunst	Eltern	Ethik	Musik	Päd. Leitthema
Arbeitsplatz Schule und Zuhause	1/2.2.2 1/2.3.3		1.4.1	X		X			
• ergonomische Sitzhaltungen	s.o.		1/2.3.3	X		X			
• individuelle Einstellung der Sitzmöbel	s.o.	2.4.1				X			
• Alternativen zum Sitzen	s.o.					X			

↳ *Kapitel 4 und 8*

1./2. Jahrgangsstufe

Inhalte der fachübergreifenden Bewegungs- und Haltungsförderung	Deutsch	Mathematik	Sachunterricht	Werken	Kunst	Eltern	Ethik	Musik	Päd. Leitthema
Sensibilisieren für Körperhaltung beim Schreiben, Lesen und Lernen und alltäglichen Tätigkeiten	1/2.2.4 1/2.3.3 1/2.5		1.4.1 1/2.3.3	X	1.4	X			
↳ Kapitel 5, 8 und 9 (Kopiervorlagen)									
Zeiteinteilung bei Hausaufgaben und beim Lernen		2.6.2	2.6.1			X			
↳ Kapitel 4 und 7 – Kopiervorlage „Bandschi-Experten-Ausweis" (S. 148)									
Rhythmisieren des Schulalltages mit Hilfe von Bewegung, Wahrnehmung und Konzentration		2.6.2	1.6.1 2.6.1					1/2.3	
↳ Kapitel 4, 5, 6 und 7									
Gesundheitsförderndes Freizeitverhalten, Bewegungstagebuch, Sitzprotokoll	2	2.4.1 2.4.2 2.6.1	2.3.1 2.6.1 2.6.2			X	1/2.3		
↳ Kopiervorlage „Bandschi-Experten-Ausweis" (S. 148)									
Medienkompetenz (Dauer und Zeitpunkt)		2.4.2 2.4.1	2.6.1			X			
↳ Kopiervorlage „Bandschi-Experten-Ausweis" (S. 148)									
Bewegung und Spiel ist der Motor der ganzheitlichen kindlichen Entwicklung: Bildungsreiz für Knochen, Muskeln, Bandscheiben, Gehirnentwicklung, sozio-emotionaler Bereich	X	X	X	X	X	X	X	X	X
↳ Kapitel 1, 2, 3, 4, 5, 6, 7 und 9 (Kopiervorlagen)									

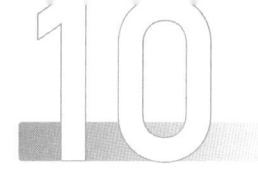

1./2. Jahrgangsstufe

Inhalte der fachübergreifenden Bewegungs- und Haltungsförderung	Deutsch	Mathematik	Sachunterricht	Werken	Kunst	Eltern	Ethik	Musik	Päd. Leitthema
Minipausen fürs Klassenzimmer	x	x	x	x	x	x	x	x	x
↳ Kapitel 4									

Entspannungs- und Wahrnehmungsübungen	1/2.1.3 1/2.3.2	1.1.1.	2.2.2				1/2.6		
↳ Kapitel 7 – Kopiervorlagen „Menschenspuren" (S. 151) und „Die Wirbelturm-Karte" (S. 146)									

Bewegte Geschichten (Konzentration)									
↳ Kapitel 6									

Bewegungsexperimente, z.B.:	1/2.1.1	1.4.1 1/2.3.3							
◆ Heben/Tragen/Packen des Ranzens		2.2.2							
◆ Stehen/Gehen							1/2.6		
◆ Sitzen		1.7.1							
↳ Kapitel 5									

3./4. Jahrgangsstufe

Inhalte der fachübergreifenden Bewegungs- und Haltungsförderung	Deutsch	Mathematik	Sachunterricht	Werken	Kunst	Eltern	Ethik	Musik	Päd. Leitthema
Sich und den eigenen Körper genauer kennenlernen.						X			
• Jeder hat Stärken und Schwächen.	3.1.1	3.3	3.2.1 3.4.1	X	X	X			
• Sich selbst wertschätzen.			3.4.1 4.2.2	X	X	X			
• Jeder ist für sich selbst verantwortlich.			3.2 4.2 4.2.2	X	X	X			
• Wie bleibe ich gesund?	3.2 3.4.4 4.1 4.2.1		3.2.1 4.2.1				X		
• Was ist eine gesunde Lebensweise?	3.2 3.4.4 4.1 4.2.1		3.2.1 4.2.1				X		
• Welche Möglichkeiten habe ich dazu?	3.2 4.1 4.2.1		3.2.1 4.2.1				X		

↳ *Kapitel 1, 2, 3, 4, 5, 6, 7, 8 und 9 (Kopiervorlagen)*

	Deutsch	Mathematik	Sachunterricht	Werken	Kunst	Eltern	Ethik	Musik	Päd. Leitthema
Grundlagen zum Aufbau und Funktion der Wirbelsäule (Die Geschichte der Bandschis, Kapitel 2)	3.2 3.4.4 4.1 4.2.1								
• der Muskeln	3.4.4 4.1		4.2.1						
• der Knochen und Gelenke	3.4.4 4.1		4.2.1						

↳ *Einführung, Kapitel 1, 2, 3 und 9 (Kopiervorlagen)*

3./4. Jahrgangsstufe

Inhalte der fachübergreifenden Bewegungs- und Haltungsförderung		Deutsch	Mathematik	Sachunterricht	Werken	Kunst	Eltern	Ethik	Musik	Päd. Leitthema
Arbeitsplatz Schule und zu Hause	3.4.1						X			
• ergonomische Sitzhaltungen	3.4.1	X	X	X	X	X				
• individuelle Einstellung der Sitzmöbel	3.4.1	X	X	X	X	X				
• Alternativen zum Sitzen	4.4.1	X	X	X	X	X				
↳ Kapitel 4 und 8										
Sensibilisieren für Körperhaltung beim Schreiben, Lesen und Lernen und alltäglichen Tätigkeiten	3.1.1 3.5.1 3.2.3 3.4.1 4.1.5 4.4.1	X	X	X	X	X	X	X		
↳ Kapitel 5, 8 und 9 (Kopiervorlagen)										
Zeiteinteilung bei Hausaufgaben und beim Lernen		X	X	X			X			
↳ Kapitel 4 und 7 – Kopiervorlage „Bandschi-Experten-Ausweis" (S. 148)										
Rhythmisieren des Schulalltages mit Hilfe von Bewegung, Wahrnehmung und Konzentration		X	X	X						
↳ Kapitel 4, 5, 6 und 7										
Gesundheitsförderndes Freizeitverhalten, Bewegungstagebuch, Sitzprotokoll	3.8 4.3.1 4.8						X			
↳ Kopiervorlage „Bandschi-Experten-Ausweis" (S. 148)										

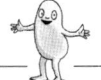

3./4. Jahrgangsstufe Inhalte der fachübergreifenden Bewegungs- und Haltungsförderung	Deutsch	Mathematik	Sachunterricht	Werken	Kunst	Eltern	Ethik	Musik	Päd. Leitthema
Medienkompetenz (Dauer und Zeitpunkt) ↳ *Kopiervorlage „Bandschi-Experten-Ausweis" (S. 148)*			3.3.1		X				
Bewegung und Spiel ist der Motor der ganzheitlichen kindlichen Entwicklung: Bildungsreiz für Knochen, Muskeln, Bandscheiben, Gehirnentwicklung, sozio-emotionaler Bereich ↳ *Kapitel 1, 2, 3, 4, 5, 6, 7 und 9 (Kopiervorlagen)*	X	X	X	X	X	X	X	X	X
Minipausen fürs Klassenzimmer ↳ *Kapitel 4*	3.2.2	X	3.1.2	X	X	X	X	X	X
Entspannungs- und Wahrnehmungsübungen ↳ *Kapitel 7 – Kopiervorlagen „Menschenspuren" (S. 151) und „Die Wirbelturm-Karte" (S. 146)*	4.1.2 4.1.5	3.1.2 4.1.2 3.4.1	3.2.1 3.2. 4.2.1					X	
Bewegte Geschichten (Konzentration) ↳ *Kapitel 6*	X	X	X	X	X		X	X	
Bewegungsexperimente, z.B.: • Heben/Tragen/Packen des Ranzens • Stehen/Gehen • Sitzen ↳ *Kapitel 5*	3.1.5 4.1.5	3.1.2 3.4.1	4.3.1						3.1.1

Quellenverzeichnis

Ayres, Anna J.:
**Bausteine der kindlichen Entwicklung:
Die Bedeutung der Integration der
Sinne für die Entwicklung des Kindes.**
Springer Verlag, 2002.
ISBN 978-3-540-43061-2

*Bayerische Staatsministerium
für Unterricht und Kultus:*
Lehrplan für die bayerische Grundschule.
Verlag J. Maiß GmbH, 2000.

Becker, S.; Klein, T.; Schneider, S.:
**Sportaktivität in Deutschland im
10-Jahres-Vergleich:** Veränderungen und
soziale Unterschiede. Deutsche Zeitschrift
für Sportmedizin (2006), S. 226–232.

Bogduk, N.:
**Klinische Anatomie von Lenden-
wirbelsäule und Sakrum,
Rehabilitation und Prävention.**
Bd. 57. Springer Verlag, 2000.
ISBN 978-3-540-67098-8

Brügger, A.:
**Die Erkrankungen des Bewegungs-
apparates und seines Nervensystems.**
Urban & Fischer Verlag, 1986.
ISBN 978-3-437-10660-6

Dordel, S.:
**Veränderte Lebensbedingungen =
Reduzierte motorische Leistungsfähigkeit?** Ein Beitrag zur Entwicklung der
Gesamtkörperkoordination von Grundschulkindern. In: Gesundheit und Sporttherapie
(2000), S. 209–216.

Oltersdorf, U. u.a.:
**Das Projekt „Gesundes Karlsruhe –
gesunde Kinder in der Stadt".**
Zeitschrift für Gesundheitswissenschaft
10 (2002).

Opper, E.; Worth, A; Bös, K.:
Kinderfitness – Kindergesundheit.
Bundesgesundheitsblatt – Gesundheits-
forschung – Gesundheitsschutz (2005),
S. 854–862.

Piaget, J.:
**Theorien und Methoden
der modernen Erziehung.**
Fischer Verlag, 1978.

Rütten, A.; Ziemainz, H.:
**Lebenswelt, Sportunterricht
und Gesundheit.**
In: Sportunterricht 50 (2001).

Schenk-Danzinger, L.:
Entwicklungspsychologie.
G & G Verlagsgesellschaft. 2009.
ISBN 978-3-7074-0602-3

Spitzer, M.:
**Lernen – Gehirnforschung
und die Schule des Lebens.**
Spektrum Akademischer Verlag GmbH
Heidelberg, 2002.
ISBN 978-3-8274-1396-3

Zukunft-Huber, B.:
Der kleine Fuß ganz groß.
Urban & Fischer Verlag, 2010.
ISBN 978-3-437-55081-2

Medientipps

Byl, John:
Riesenbälle – Riesenspaß. Gymnastikball-Spiele für Fitness und Geschicklichkeit.
8–12 J. Verlag an der Ruhr, 2009.
ISBN 978-3-8346-0559-7

Holterdorf, I.; Proßowsky, P.:
Kleine Yoga-Rituale für jeden Tag.
Mit einfachen Übungen den Schultag rhythmisieren.
6–10 J. Verlag an der Ruhr, 2010.
ISBN 978-3-8346-0610-5

Loose, A.C.; Piekert, N.; Diener, G.:
Graphomotorisches Arbeitsbuch für Eltern, Erzieher/innen, Therapeut/innen, Pädagog/innen.
Pflaum Verlag, 1997.
ISBN 978-3-7905-0745-4

Reinschmidt, C.; Wagner, U.:
Fitness-Spiele für Kinder und Jugendliche.
60 Ideen für Sportunterricht und Freizeit.
8–18 J. Verlag an der Ruhr, 2009.
ISBN 978-3-8346-0568-9

Zimmer, R.:
Handbuch der Psychomotorik.
Theorie und Praxis der psychomotorischen Förderung von Kindern.
Herder Verlag, 2010.
ISBN 978-3-451-28930-9

Weitere Literatur und Materialien von der Autorin:

Kollmuß, S.; Stotz, S.:
Rückenschule für Kinder ein Kinderspiel.
Pflaum Verlag, 2001.
ISBN 978-3-7905-0850-5

Kollmuß, S.:
Happy Bandschis®. Rückenfreundliches Verhalten im Alltag – ein Kinderspiel.
Die „andere" Rückenschule für Eltern und Erzieher.
Pflaum Verlag, 2003.
ISBN 978-3-7905-0909-0

Bandschi®-Handstempel

Handstempel mit verschiedenen Bandschi®-Motiven (s. S. 44)

Bezugsadresse:
S. Kollmuß
Werdenfelserweg 18a
93152 Nittendorf
E-Mail: Sabine.Kollmuss@gmx.de
Internet: www.bandschi.de

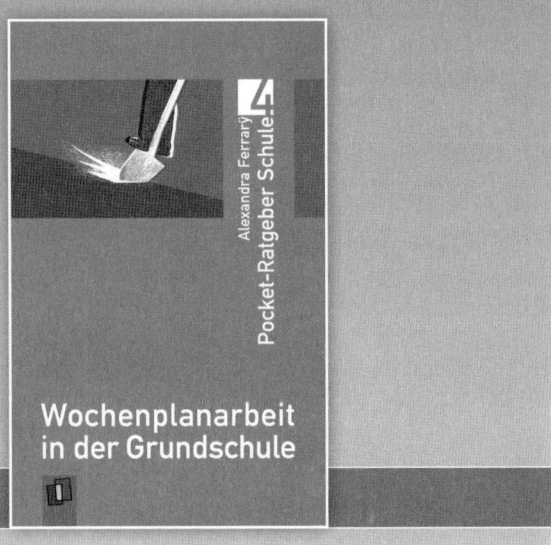
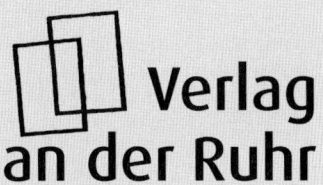
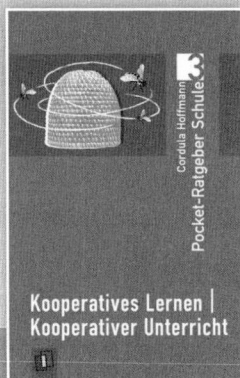
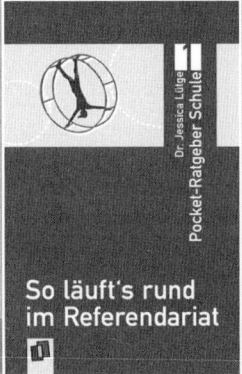
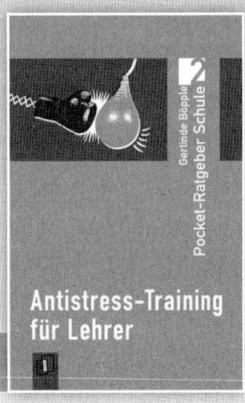

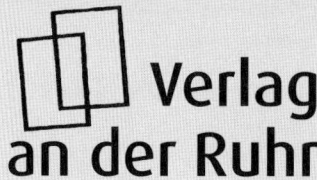
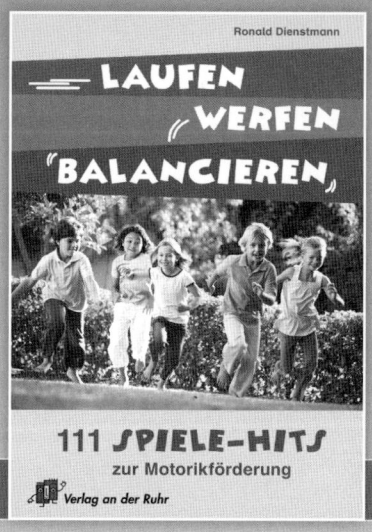
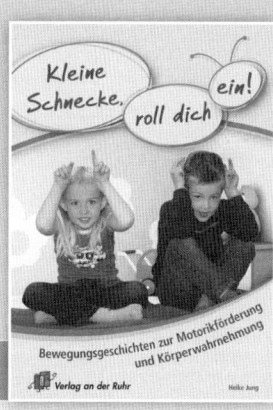
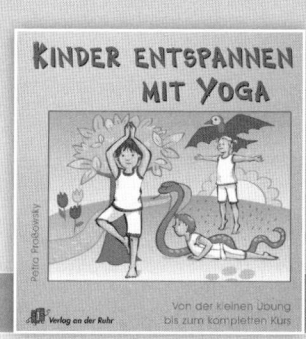
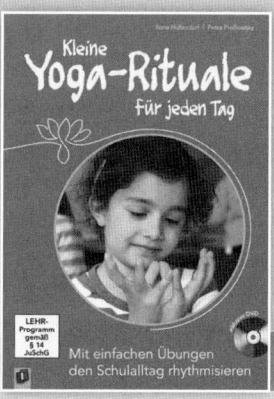